JN162940

健康格差社会への処方箋

近藤 克則
Kondo Katsunori

千葉大学予防医学センター
社会予防医学研究部門 教授

医学書院

著者略歴
近藤克則（こんどうかつのり）

1983年千葉大学医学部卒業。船橋二和病院リハビリテーション科科長などを経て，1997年日本福祉大学助教授，2000年ケント大学カンタベリー校（イギリス）客員研究員，2003年日本福祉大学教授。2014年から千葉大学予防医学センター社会予防医学研究部門教授，同大学院医学研究院公衆衛生学教授を務める。国立長寿医療研究センター老年学的評価研究部長，日本福祉大学客員教授も併任。日本老年学的評価研究（JAGES）プロジェクト代表。2018年一般社団法人日本老年学的評価研究機構を設立し代表理事。

主著に『「医療費抑制の時代」を超えて—イギリスの医療・福祉改革』（医学書院），『健康格差社会—何が心と健康を蝕むのか』（医学書院，2006年度社会政策学会賞奨励賞受賞），『医療・福祉マネジメント—福祉社会開発に向けて』（ミネルヴァ書房），『「健康の社会的決定要因」—疾患・状態別「健康格差」レビュー』（編著，日本公衆衛生協会）など。

健康格差社会への処方箋

発　行	2017年1月15日　第1版第1刷Ⓒ
	2019年10月1日　第1版第4刷
著　者	近藤克則
発行者	株式会社　医学書院
	代表取締役　金原　俊
	〒113-8701　東京都文京区本郷1-28-23
	電話　03-3817-5600（社内案内）
印刷・製本	三美印刷

本書の複製権・翻訳権・上映権・譲渡権・貸与権・公衆送信権（送信可能化権を含む）は株式会社医学書院が保有します．

ISBN978-4-260-02881-3

本書を無断で複製する行為（複写，スキャン，デジタルデータ化など）は，「私的使用のための複製」など著作権法上の限られた例外を除き禁じられています．大学，病院，診療所，企業などにおいて，業務上使用する目的（診療，研究活動を含む）で上記の行為を行うことは，その使用範囲が内部的であっても，私的使用には該当せず，違法です．また私的使用に該当する場合であっても，代行業者等の第三者に依頼して上記の行為を行うことは違法となります．

JCOPY 〈出版者著作権管理機構　委託出版物〉
本書の無断複製は著作権法上での例外を除き禁じられています．複製される場合は，そのつど事前に，出版者著作権管理機構（電話 03-5244-5088，FAX 03-5244-5089，info@jcopy.or.jp）の許諾を得てください．

まえがき

　拙著『健康格差社会―何が心と健康を蝕むのか』（医学書院，2005年）を出版した目的は，日本社会への早期警告であった。その後，国の調査においても日本社会に地域間や集団間の健康格差があることが明らかになった。そして，WHO 総会決議（2009 年）などを受けて，厚生労働省も「健康日本 21（第 2 次）」（2013〜2022 年）で「健康格差の縮小」をめざすと宣言した。

　WHO 報告書も指摘するように，健康格差が生まれるプロセスから考えて，それへの対策には，1 世代（30 年）単位の息の長い取り組みが必要である。健康格差対策を考えるうえで参考となる英語で書かれた学術論文や本は増えているが，この問題に取り組もうとする人たちが読める日本語の本は少ない。

　そのせいもあってか，「健康は自己責任」や「格差は経済成長にとって必要悪」などの意見は根強い。果たして健康格差は自己責任や必要悪として放置しておいてよいものか，それとも国や社会として対策をとるべきものなのだろうか。対策をすべきだとしたら，何をどのようにすれば健康格差は縮小に向かうのだろうか。

　これらの疑問について応え，「健康格差社会への処方箋」を示すことが本書の目的である。

　序章で，処方箋（対策・政策）をきるために必要な課題を設定し，第 1 部「なぜ健康格差が生まれるのか―『病理』編」で，健康格差社会の病理（なぜ病的な状態が起きるのかという理論）を考える。前著で示した理論を要約しつつ，新たに「ライフコース」「職業性ストレス」「遺伝と環境」について考える。

　第 2 部「根拠は十分か，治療を試みるべきか―『価値判断』編」では，なぜ健康格差の縮小をめざすべきなのかを考える。健康格差は根

深いが故に根本的な対策を必要とし，出生前からのライフコースの影響を考えると，数十年単位の構想や戦略を必要とする。そのため，「効果があるかどうかわからないのに，そんなに時間のかかる課題に取り組むのは現実的でない」という声があがる。しかし，今では一般的となった高血圧治療をみても，効果が実証されるまでに数十年の時を必要とした。ヨーロッパをみれば，すでに20年以上も健康格差対策に取り組んでいる。そこには「基本的人権」という価値に加え「経済成長のためにも社会保障や格差対策が必要」という判断もある。それらのことを，科学史などを通じ大局的にとらえるのが第2部である。

　第3部「では何ができるか―『処方箋』編」では，先行しているヨーロッパやWHOの健康格差対策を紹介しつつ，具体的な対策・政策群を多面的に考える。そして「簡単に合意でき実行できること」は，必ずしも「根本的な効果があること」を意味せず，腰を据えた本格的な取り組みの必要性とその兆しを示す。そのなかでは，われわれのJAGES（Japan Gerontological Evaluation Study：日本老年学的評価研究）プロジェクトの取り組みや，それらを通じて引き出した健康格差対策の7原則ver 1.1（2015年版）を紹介したい。

　健康格差対策は，多職種・多レベル・多部門・多セクター・多世代の連携を必要とする。だからこそ公衆衛生関係者に限らず，臨床医や医療・福祉関連の多専門職，国・都道府県・市町村など多レベルの多部門（防災，都市計画，教育，税制，社会政策）の政策担当者や研究者，NPOや企業や住民などを含む多セクター，数十年後の日本社会を担う学生にも，この本を手にとってもらいたい。前著がそうであったように，本著も多くの読者を得て，日本の健康格差の縮小に寄与できることを願っている。

2016年12月

近藤克則

目 次

序章 | **処方のために何が必要か** 1
　日本にみられる健康格差　1
　処方のためには何が必要か　6
　本書で検討したいこと　7

第1部 **なぜ健康格差が生まれるのか** 11
「病理」編

第1章 | **ライフコース・アプローチ** 12
　　　　　　足が長いとがんで死ぬ？
　健康格差とライフコース・アプローチ　12
　ライフコース疫学の実証研究　13
　どのように影響するのか　18
　ライフコース・アプローチの示唆するもの　22

第2章 | **仕事と健康** 26
　　　　　　長時間労働・不安定雇用・成果主義と職業性ストレス
　長時間労働と過労死　26
　社会階層と健康格差　27
　職業性ストレス　28
　不安定雇用の悪影響　31
　「成果主義」の影　33
　なぜ健康格差は生まれるのか　34
　3つのレベルの対策が必要　35

第 3 章　遺伝と環境
「生まれ」は「育ち」を通して　38

遺伝と環境・社会生物学を巡る論争　39
やわらかな遺伝子　40
自殺予防の場合　43
犯罪予防の場合　44
急増する肥満　46
疾患の国際比較　47
「生まれ」は「育ち」を通して　48
第 1 部のまとめ　48

第 2 部　根拠は十分か，治療を試みるべきか　51
「価値判断」編

第 4 章　歴史に学ぶ
科学は理論・仮説に始まる　52

理論に問題があるのか，方法に問題があるのか　52
地動説と錬金術　53
地動説が実証されるまで　55
進化論は仮説？　59
WHO の健康政策　61
科学は，理論・仮説に始まる　64
歴史に学ぶ　65

第 5 章　「遅ればせの教訓（レイト・レッスン）」に学ぶ　67

高血圧治療の場合　67
生活習慣・健康行動の変容の場合　71
「遅ればせの教訓」　75
実証されるのを待つべきか　77

第6章　社会保障は経済を停滞させる？　79
事実か仮説か

お金持ちには不合理な社会保障？　79

格差の拡大は必然？　80

社会的・政治的視点から　81

行動経済学的視点から　83

正義論の視点から　84

勝ち組をも不幸にする格差拡大社会　85

歴史的視点から　86

マクロ経済的視点から　87

合成の誤謬　90

第2部のまとめ　91

第3部　では何ができるか　93
「処方箋」編

第7章　「健康格差」対策の総合戦略　94
ヨーロッパの到達点を踏まえて

イギリスとWHOでの「健康格差」対策に至る流れ　94

「健康の不平等」へのスタンス　95

健康格差削減に向けた戦略形成　97

イギリスにみる総合戦略　100

戦略群の分類　102

第8章　個人・家庭レベルの危険因子への戦略　107
肥満・教育・貧困児童を例に

3つの例の位置づけ，取り上げる理由　108

肥満対策　108

教育　110

貧困児童への取り組み　117

健康格差への対策に向けて　120

第 9 章　メゾレベルの危険因子への戦略①　職場・職域における対策　123

メゾレベルの取り組みの特徴　124
職場でのリスクと取り組み　①メタボリック・シンドローム　125
職場でのリスクと取り組み　②長時間労働と対策　127
職場でのリスクと取り組み　③職業性ストレス対策　129
安全性と競争力は競合するのか　131
安全で健康な職場　131
学校における取り組み　133

第 10 章　メゾレベルの危険因子への戦略②　健康なまちづくり　137

建造環境と健康との関連　138
「健康都市」プログラム　139
都市と健康　140
都市計画と健康—交通政策を例に　140
交通政策以外の諸政策の例　143
健康・医療・福祉のまちづくりの推進ガイドライン　143

第 11 章　メゾレベルの危険因子への戦略③　ソーシャル・キャピタル　147

ソーシャル・キャピタルとは何か　147
ソーシャル・キャピタルと健康　152
どのようなメカニズムで影響するのか　158
どのように活用しうるのか　160
メゾレベルの健康格差対策のまとめ　163

第 12 章　マクロレベルにおける対策—社会政策　166

健康に関わる社会政策群　167

医療保障政策　168
労働・雇用政策—「ニート」って言うな！　171
所得保障・所得再分配政策　175
健康政策としての社会政策　175
「もう1つの戦略」の3つの視点　177

第13章　ハイリスク・アプローチの限界とそれに代わるもの　181

健康格差の是正に向かう3つの段階　181
ハイリスク・アプローチの限界　182
ポピュレーション・アプローチの新しさと重要性　188
なぜ健康の社会的決定要因に着目するのか　190
残されているのは約5年　191
何をなすべきか　191

第14章　ポピュレーション・アプローチの具体化　194

ポピュレーション・アプローチを具体化した2つの取り組み　194
地域介入研究—武豊プロジェクト　195
JAGES HEART　202
column 1　JAGES HEARTの開発に用いたJAGES 2013調査データ　203
column 2　地域診断指標としての妥当性の検証が必要　210
3つの課題　211

第15章　国内外にみる変化の兆し　216

健康格差対策に必要なもの　216
イギリスの「第3の道」　219

健康格差を巡る政策評価重視の流れ　222
　　　社会投資と積極的な社会政策　225
　　　できることから始めよう　228

第 16 章　健康格差対策のための 7 原則　233

　　　「健康格差対策の 7 原則」とは何か　233
　　　【始める】ための原則　235
　　　【考える】ための原則　236
　　　【動かす】ための原則　239
　　　おわりに　242

あとがき　245
索引　249

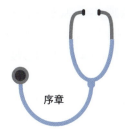

処方のために何が必要か

序章

日本にみられる健康格差

　日本は放置できないほどの健康格差がある社会になってしまった。だからこそ「健康格差の縮小」は，2012年から「国民の健康の増進の推進に関する基本的な方向」[1]と明示された。本書の目的は，この健康格差社会への処方箋を考えることである。健康格差とは，「地域や社会経済状況の違いによる集団における健康状態の差」[2]である。まず健康格差の実態と生成プロセスをみておこう。

　地域間の健康格差の一例を図1に示す。日常生活圏域ニーズ調査の

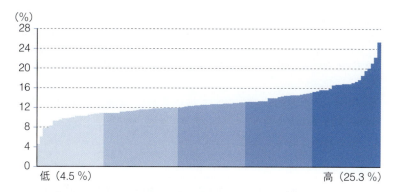

図1　運動機能低下者割合の市町村格差（109市町村の比較）
〔介護予防政策サポートサイトより．http://www.yobou_bm.umin.jp/200bm/shichoson_compare/single/atlas.html．（2016年9月26日最終アクセス）〕

提供を受けられた全国109市町村の，運動機能低下者（基本チェックリストを用いた厚生労働省の基準該当者）の割合を示した．高齢化率の違いを考慮して前期高齢者に限定しても，最小が4.5%に対し最大が25.3%と，5.6倍もの差がある（平均13.0%）．

次に高齢者約3.3万人からなる愛知老年学的評価研究（AGES）[*]プロジェクト[3]で得られた，社会階層間の健康格差に関する主な知見（表1）[4]をみると，高所得層に比べ低所得層で，あるいは教育年数が長い者に比べ短い者で，うつや主観的健康感などの健康指標が悪いことが確認できる．一例をあげれば，低所得層では，高所得層に比べ，およそ5倍もうつ状態は多い（図2）[3]．また要介護高齢者も，高所得層に比べ低所得層では，やはりおよそ5倍も多い（図3）[4,5]．死亡（の起こりやすさを意味する）ハザード比では，介護保険料でみた最

表1　日本でみられる社会階層間の健康格差：AGESプロジェクトの一般高齢者データ（n=3万2891）分析による

うつ・主観的健康感
社会経済的地位が高い層ほど，主観的健康感が「よくない」者やうつ状態の者の割合が低かった．たとえば，男性の主観的健康感がよくない者の割合は，教育年数13年以上で24.2%，6年未満で44.5%．

保健行動・転倒歴
所得[*]が低い（200万円未満）場合，高所得者（400万円以上）に比べ，歩行時間の短い者の割合（たとえば男性で38.1%と31.5%），転倒経験率（女性で37.5%と32.0%），健診の非受診率（男性で24.1%と16.1%）が高い．

歯・口腔状態
歯がほとんどない者は，低所得層で多い．ただし，都市的地域の低所得者（200万円未満）層の29.4%よりも，農村的地域の高所得者（400万円以上）層のほうが35.9%と6.5%も高く，地域間の差も大きい．

[*]所得はすべて等価所得（世帯所得を世帯人数の平方根で除したもの）．　　　（つづく）

---

[*]Aichi Gerontological Evaluation Studyの略．高齢者ケア施策の基礎となる科学的知見を得る目的で，1999年に愛知県の2自治体を対象として開始．2003年度には3県15市町村の3万2891人のデータを収集し，2006年には3県10市町村で2度目（追跡を含む）の調査データが得られている．

表1 日本でみられる社会階層間の健康格差：AGESプロジェクトの一般高齢者データ（n＝3万2891）分析による（つづき）

趣味活動
趣味「あり」の割合は，社会経済的地位が高い層ほど高い．たとえば，教育年数6年未満でかつ200万円未満の低所得層45.2%に対して，13年以上かつ400万円以上の高所得者層では91.4%と，2倍となる．

閉じこもり
外出が週1回未満の「閉じこもり」高齢者は，男女とも教育年数の短い（6年未満）層が教育年数の長い（13年以上）層に比べ，男性で11.6%と2.8%，女性で9.4%と3.5%と，女性で2.7倍，男性で4.1倍多かった．

世帯構成とうつ
うつ状態の者は，男性の1人暮らしでは17.7%であり，配偶者・子どもと同居する男性の5.5%の3.2倍であった．また，教育年数の短い（6年未満）男性で，1人暮らしの者の割合が高かった．

社会的サポートの授受
他者からサポートを受けるだけの高齢者より，他者へのサポート提供もしている高齢者のほうが，心理的健康状態はよかった．たとえば，前者のうつ状態の割合は15%と，後者の6%の2.5倍であった．

就業状態・経済的不安
主観的健康感の「よくない」者は，就業者（15.3%）より非就業者に多い（26%前後）．客観的所得水準よりも主観的な経済的不安のほうが，うつ状態と関連していた（低所得でも経済的不安なしの者ではうつ状態は1.5%と，高所得者でも経済的に不安な者の9.1%よりも少ない）．

ストレス対処能力
社会経済的地位が高いほど，ストレス対処能力を示すSOC（sense of coherence：首尾一貫感覚）得点も高かった（男性で教育年数13年以上では平均66.6だが，6年未満では平均58.7）．SOC得点の高さは心理的健康状態のよさと関連し，ストレッサーと不健康の関連を和らげていた．

ソーシャル・キャピタル
市町村レベルのソーシャル・キャピタルと，市町村ごとに集計した心理的健康の間の好ましい関連を認めた．たとえば，1人当たり組織参加数が多い保険者ほど，うつ傾向・うつ状態の者が少なく，相関係数は－0.88であった．

（近藤克則：健康格差社会—何が心と健康を蝕むのか．医学書院，2005より抜粋）

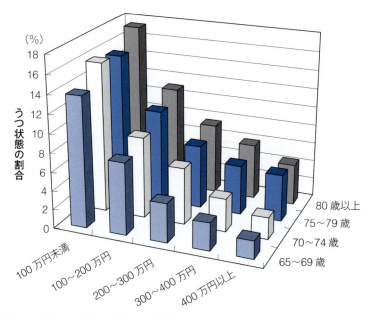

図 2 所得・年齢と，抑うつの関係
〔近藤克則（編）：検証『健康格差社会』—介護予防に向けた社会疫学的大規模調査．p 15, 医学書院, 2007〕

　高所得（第 5 段階）層と比べると，最低所得層では，男性で 3.50 倍，女性で 2.48 倍も多い[6]．

　社会経済的因子が健康に影響を及ぼす経路についての理論仮説「健康の生物・心理・社会モデル（bio-psycho-social model）」を図 4[4] に示す．社会階層に代表される社会経済的因子は，複雑な経路を経て，健康に影響していると考えられる．たとえば，社会階層が低い者ほど，健康保護作用がある[7]社会的サポートやストレス対処能力などが乏しく，そういう者ほど健康を害しやすい．そして，AGES プロジェクトの一般高齢者データを分析すると，表 1 に示したように，それを裏付ける結果が得られたのである．これらはある一時点のデータを用いた横断分析であったが，多くの縦断追跡研究などによって因果関係であることが裏付けられてきている[8,9]．

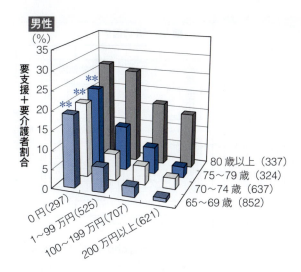
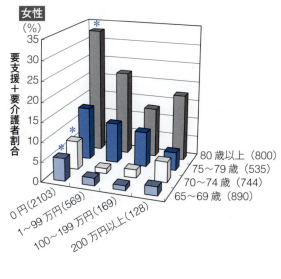

（　）内は対象者数，所得は給与所得控除後の総所得（年収：万円）
**：p＜0.01，*：p＜0.05

図3　所得・年齢と，要介護高齢者割合の関係
(近藤克則：要介護高齢者は低所得者層になぜ多いか―介護予防政策への示唆．社会保険旬報 2073：6-11, 2000/近藤克則：健康格差社会―何が心と健康を蝕むのか．p 40, 医学書院, 2005)

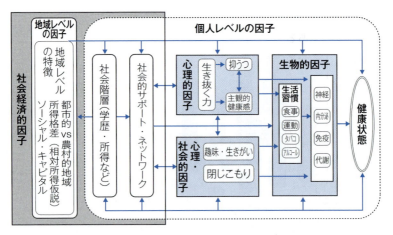

図4 健康の生物・心理・社会モデル（bio-psycho-social model）
　　　—社会経済的因子が健康に影響するプロセス
(近藤克則：健康格差社会—何が心と健康を蝕むのか．p 28，医学書院，2005 より改変)

 処方のためには何が必要か

　実態の記述とリスクや機序の解明だけで満足できる研究者なら，ここまででよいかもしれない．しかし，このような健康格差を放置すべきでない，是正すべきだという立場に立つ者には，さらになすべきことがある．それは，どうすれば健康格差は縮小するのかを明らかにすることである．健康格差社会への処方箋（対策・政策）を考えてみると，大変な作業が待ち受けている．

　医学における処方が確立するまでにたとえてみると，次のようなプロセスが必要なことがわかる．まず症状・症候から疾患概念を確立し，次に，どのような原因から，どのようにして症状や疾患が生じているのかという，病態や病理，生成プロセスが解明される必要がある．そして，一連のプロセスのどこに介入するのかという，治療理論・戦略も必要である．さらに，それを具体化するためには，理論的に，あるいは基礎実験で有効性が期待できるものについて，果たして

臨床場面においても効果があるのか，副作用はないのかなど，多くの吟味が必要である。

しかも，社会や政策に関わる話となると，立場によって「正しいことが複数ある」ことが珍しくない。「正義」の敵は「悪」でなく，やはり「正義」を主張する者である。社会における格差にしても，2006年3月6日参議院予算委員会で発言した小泉純一郎首相（当時）のように「格差のない社会はない」という立場に立てば，それを是正することは「正しいこと」でなく「無駄なこと」かもしれない。つまり，自然科学としての医学における処方とは違い，健康格差社会への処方箋を切ること自体に論議の余地がある。果たしてそれをすべきか否かについてすら，検討が必要なのである。

本書で検討したいこと

以上のように考えると，「健康格差社会への処方箋」について検討する作業は，とても数本の論文では扱いきれない。そこで本書では，「健康格差社会への処方箋」づくりに向けて，以下の3部に分けて多面的に検討を加えたい。

◆なぜ健康格差が生まれるのか

第1部では，健康格差が生まれるプロセスを考える。的確な対策（処方箋）を練るためには，的確な病態診断や病理学（病気が起きる原因に関する理論・学説）が必要である。これは，科学的に裏付けのある治療戦略を考えるうえで不可欠な基礎的研究である。

このプロセスについては，拙著『健康格差社会──何が心と健康を蝕むのか』[4]や『「健康格差社会」を生き抜く』[10]で，すでに図4のようなプロセスを紹介した。それを要約すれば，次のようになる。

富める者と貧しき者との格差が拡大すれば，社会的に不利な環境に置かれた底辺層ほど，大きな社会経済的な慢性的ストレスを抱え，それが「生き抜く力」を蝕む。「負け組」だけでなく今日の「勝ち組」

も，成果主義などの導入で転落の恐怖にさらされ，長時間労働などでストレスは増大する。格差の拡大は，ストレス緩和作用が期待されるソーシャル・キャピタル（社会関係資本）を蝕み，ストレスをさらに増大させる。それらによって，人々はハラハラ・ドキドキにさらされやすくなり，精神面ではうつに代表される不健康を招き，生活習慣を乱し，身体面でも交感神経優位となってストレスホルモンの過剰分泌など内分泌学的プロセスを引き起こす。さらに免疫学的な面での抵抗力の抑制など，いくつかの生物学的な経路を通じて，身体的な不健康を招き，死期すら早める。

本書では，先の2つの拙著では触れられなかった「ライフコース・アプローチ」[11]（生まれる以前の親の社会階層などの因子や，生下時体重などの出生時の因子から成人期に至るまでのライフコースの因子が，健康状態にまで影響しているという理論に基づく研究）に加え，「職業性ストレス」について補う。かつて終身雇用が特徴といわれていた日本社会で，ここ20～30年の間に，非正規雇用率が15.3%（1984年）→20.8%（1993年）→30.4%（2003年）→37.4%（2015年）と上昇し，特に25～34歳では12.0%（1993年）→27.2%（2015年）と急増しているからである[12, 13]。

そして，環境への介入策の可能性を探るために，「遺伝子」だけでなく「環境」がいかに重要かを改めて考えてみたい。

◆歴史からの教訓

第2部では，歴史の視点から考える。

健康格差対策への合意形成に向けて「どの程度まで科学的な根拠を求めるべきか」についても，答えるのは意外に難しい。社会が関わる問題には，価値観や立場・意見の違いが避けて通れない。そこには（自然）科学的な1つの「真の答え」はなく，多くの人の納得を得るのは容易でない。科学が進歩すれば，いかなる問題も解決するという，科学を万能視するような幻想を，われわれはもっていないか。科学とは客観的なものであり，社会的・政治的な圧力とは無縁であると

誤解してはいないであろうか。そのことを，進化学者グールド[14]が紹介している，地動説のガリレオや進化論のダーウィンなど，科学史に例を求めながら考えてみたい。そこでは科学的な根拠を求めすぎたために被害が拡大してしまったBSE（牛海綿状脳症）やアスベストなどにおける「遅ればせの教訓（レイト・レッスン）」[15]も取り上げる。そして予防原則の1つとして「未来への配慮」が重要であることなどを指摘したい。科学と社会的・政治的制約との関係も考えたい。

　もう1つ，社会（保障）政策はなぜ生まれたかについても取り上げる。所得再分配を目的とする社会保障制度とは，富裕層からみれば，理不尽な制度である。お金をかせぐほど，たくさん負担させられる制度だからである。しかも，自分たちのためでなく，貧乏人のために，である。これでは金持ち集団が，社会保障の水準を抑えたくても当然ではないか。なのに，なぜ社会（保障）政策は生まれたのであろうか。何らかの理由があるはずだ。これらの歴史にも学びながら，多面的にとらえ直してみたい。

◆では何ができるか

　一見遠回りに思える以上の検討を経て，ようやく健康格差の是正策を考える第3部である。ヨーロッパの国々では，以前から健康格差是正への取り組みがなされてきた[16]。単に健康における格差だけでなく，背景にある社会的排除への対策も含む，総合的な取り組みである。それらを手がかりに，ミクロ，メゾ，マクロのレベルに分けて，対策を考えたい。

　たとえば，ミクロ（臨床，個人）レベルでは，自尊感情や自己効力感，ストレス対処能力などを強化する試みや，認知行動療法などがある。メゾ（地域，コミュニティ）レベルでは，「健康都市」（Healthy Cities）プログラムなどソーシャル・キャピタルを豊かにする手がかりを取り上げる。マクロ（国）レベルでは，税制や医療・福祉政策など所得再分配の強化や，長時間労働の規制といった労働政策など，広い意味での社会（保障）政策を検討することになる。また，少子化対

策にもつながる教育政策や子育て支援策なども重要である。

これらの大がかりな取り組みの必要を共有するために，従来の早期発見・早期介入型のハイリスク・アプローチの限界と，強化されるべきポピュレーション・アプローチの重要性について考える．最後に，国内外の動向と，健康格差対策のための7原則を紹介する．

■文献
1) 厚生労働省告示第430号 地域保健対策の推進に関する基本的な指針．2012.
 http://www.mhlw.go.jp/stf/shingi/2r9852000002g2a8-att/2r9852000002g2gy.pdf（2016年9月26日最終アクセス）
2) 厚生労働省 次期国民健康づくり運動プラン策定専門委員会：健康日本21（第2次）の推進に関する参考資料．2012.
 http://www.mhlw.go.jp/stf/shingi/2r9852000002ddhl-att/2r9852000002ddxn.pdf（2016年9月26日最終アクセス）
3) 近藤克則：検証『健康格差社会』─介護予防に向けた社会疫学的大規模調査．医学書院，2007.
4) 近藤克則：健康格差社会─何が心と健康を蝕むのか．医学書院，2005.
5) 近藤克則：要介護高齢者は低所得者層になぜ多いか─介護予防政策への示唆．社会保険旬報 2073：6-11, 2000.
6) Hirai H, Kondo K, Kawachi I：Social Determinants of Active Aging：Differences in Mortality and the Loss of Healthy Life between Different Income Levels among Older Japanese in the AGES Cohort Study. Curr Gerontol Geriatr Res 2012：701583, 2012.
7) House JS, Landis KR, Umberson D：Social relationships and health. Science 241：540-545, 1988
8) Wilkinson RG, Marmot M：Social Determinants of Health；The Solid Facts, 2nd edition. World Health Organization, Geneva, 2003/高野健人（監訳）：健康の社会的決定要因，第2版．WHO健康都市研究協力センター，2004.
9) Commission on Social Determinants of Health：Closing the gap in a generation：Health equity through action on the social determinants of health. World Health Organization, 2008.
 http://whqlibdoc.who.int/publications/2008/9789241563703_eng.pdf（2016年9月26日最終アクセス）
 日本語訳：http://sdh.umin.jp/translated/2008_csdh.pdf（2016年9月26日最終アクセス）
10) 近藤克則：「健康格差社会」を生き抜く．朝日新聞出版，2010.
11) Kuh D, Ben-Shlomo Y：A life course approach to chronic disease epidemiology, 2nd edition. Oxford University Press, Oxford, 2004.
12) 厚生労働省：「非正規雇用」の現状と課題．2015.
13) 総務省統計局：労働力調査．2016.
 http://www.stat.go.jp/data/roudou/sokuhou/nen/ft/zuhyou/054bh0l.xls（2016年9月26日最終アクセス）
14) Gould S：Ever since Darwin：Reflections in Natural History, 1977/スティーヴン・ジェイ・グールド（著），浦本昌紀，寺田鴻（訳）：ダーウィン以来─進化論への招待．早川書房，1995.
15) European Environment Agency：Late lessons from early warnings：the precausionary principle 1896-2000. 2001/欧州環境庁（編），松崎早苗（監訳）：レイト・レッスンズ─14の事例から学ぶ予防原則．七つ森書館，2005.
16) Mackenbach JP, Bakker M：Reducing Inequalities in Health：A European Perspective. Routledge, London, 2002.

第 1 部

なぜ健康格差が生まれるのか

「病理」編

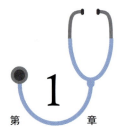

第1章 ライフコース・アプローチ

足が長いとがんで死ぬ？

　足が長いイギリスの子は，カッコイイ。でもがんで死にやすい。にわかには信じがたい話だが，1937〜1939年に2歳〜14歳9か月であった2990人を1995年まで，約60年も追跡して得られた知見である[1]。

　子どもの頃の環境や栄養状態が成人してからの体格に影響するのは常識だろう。母親から「しっかり食べないと大きくなれないよ」と言われなかった人はいないであろう。実際，4歳時のエネルギー摂取量が多い人ほど成人期（43歳時）に足が長いという報告もある[2]。小児期の栄養をはじめとするいろいろな因子が，体格に影響するように，成人期の健康状態や疾患・死亡率などにも影響するかもしれない。

　このような出生時や小児期の生物的・社会経済的な因子が，後の健康状態や疾患に与える長期的な影響を研究するのが「ライフコース疫学」である[3, 4]。本章では，このライフコースという視点から健康格差を考える。

 健康格差とライフコース・アプローチ

　「どのようにして健康格差は生まれるのか」。これが本書の第1部で迫りたい疑問である。「健康格差社会への処方箋」を切るためには，まず健康格差が生じてくるプロセスを解明することが必要だからである。それによって，介入できるポイントや方法の手がかりが得られる

はずである。

　ライフコース疫学は，この疑問に迫るうえで，多くのヒントを与えてくれる。ライフコース疫学という言葉は，Kuh と Ben-Shlomo らの著書の初版（1997 年）で初めて使われた。それ以降，急速な展開をみせ，2004 年には第 2 版が出版されている[3]。そのなかでは，「健康における社会経済的な差異へのライフコース・アプローチ」[5]，「小児期と成人期の健康の間の社会経済的経路（pathways）」[6]という章が設けられ，それぞれ 159 本，215 本もの論文がレビューされている。さらに，Davey Smith が「健康の不平等—ライフコース・アプローチ」[4]というそのものズバリのタイトルの著書も出している。

　今回は，これらの著書で紹介されている研究をもとに，まずライフコース疫学の実証研究を紹介する。そして，ライフコースの視点からアプローチすると健康格差が生じるプロセスをどのようにとらえられるのか，さらにライフコース・アプローチが示唆するものについて考えてみよう。

⚖️ ライフコース疫学の実証研究

　ライフコース疫学が着目するのは，小児期だけではない。小児期以降の青春期，（早期）成人期を含むのはもちろん，逆に出生時や妊娠期に遡り，さらには親世代の社会階層の影響にまで目を向ける。まさにライフコースあるいは人生全体（full life span）を視野に入れている。また，検討する因子は生物学的な因子だけではなく，社会経済的な因子や心理的なストレスまで含んでいる。彼らが "eco-epidemiology" つまり "生態学的疫学" という用語を提唱しているのも頷ける[3]。

　ここでは膨大な研究のなかから，小児期，新生児期・出生時・妊娠期，そして親世代と遡りながら，それぞれの時期の因子と成人期の健康・疾患との関連を実証した研究を紹介する。

◆小児期の因子との関連

　まず，ノルウェーのオスロ市内に暮らす1990年1月1日時点で31〜50歳であった12万8723人を対象にした研究である[7]。30年前にあたる1960年（つまりこの人たちが子どもであった当時）の国勢調査データを用いて，1990〜1994年の死亡率（死亡者数1655人）との関連を分析した。1960年当時住んでいた住宅に電話やトイレ，風呂などがあったか，持ち家であったか，などの項目から7段階の住宅指数を作成した。この指数は，世帯の生活水準と関連があることが知られており，点数が大きいほど豊かなことを意味している。一方，1990年については，7段階の課税所得データを用いた。両者とも図1-1に示すような4区分にまとめた。

　貧しい家庭に育った子どもは，成人しても貧しい傾向がある。いわゆる「貧困の再生産」である。その影響を除くため，1960年（30年

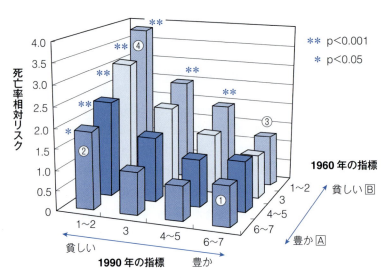

図 1-1　1960年と1990年の社会経済指標と死亡率相対リスク（男性）
Ⓐ・Ⓑと①〜④は図1-2のそれぞれに相当する。
(Claussen B, Davey Smith G, Thelle D：Impact of childhood and adulthood socioeconomic position on cause specific mortality：the Oslo Mortality Study. J Epidemiol Community Health 57：40-45, 2003 より作成)

前）の住宅指数と 1990 年の課税所得という，両時点の社会経済的指標で層別化した。両時点とも，最も豊かであったグループ（図 1-1 の①）の死亡率を 1 としたときの相対リスクを示した。

　1990 年の社会経済的地位が最も豊かな 6〜7 の層以外の 3 つの層では，1960 年の社会経済的地位が低い（図 1-1 の A→B と奥に向かう）ほど有意に死亡率は高い。たとえば，1990 年指標で最も対象者数の多い 4〜5 の層では，1960 年指標が 6〜7 の群の相対リスク 0.85 に対し，1〜2 群は 1.96 である。つまり，1990 年現在の豊かさが同じ 4〜5 でも，1960 年に貧しい家庭に育った人の死亡率は高く，実に 2.3 倍（1.96/0.85）も相対リスクが高いのである。

　われわれの取り組む日本の高齢者を対象にした日本老年学的評価研究（JAGES）[*1] プロジェクトでも，本人の回答で小児期の生活程度が低かった人たちで，高齢期の所得の影響をさしひいても，高齢期の高次生活機能（炊事や買物など）に障害が多くみられた。また，戦争中に乳児期を過ごした世代でのみ，小児期の栄養摂取状況を反映する身長が低い人たちで障害をもつ人が多かった[8]。

　つまり，成人期や高齢期の豊かさとは独立して，子ども時代の豊かさの影響が示唆されるのである。Claussen らは，近年の子どもにおける貧困の増加は，将来の成人の健康状態の悪化の前触れとなりうると警告を発している[7]。

　小児期の因子の影響には，「疾患特異性」があることが報告されている。たとえば，心血管疾患による死亡には，子ども時代の因子の関連が大きく，逆に，精神疾患や事故・暴力による死亡には，成人期の因子のほうが関連の程度が大きい[7]。喫煙に関連するがんについては，男性において成人期の因子のほうが強い関連がみられている[7]。

　また，冒頭に紹介したように，8 歳未満のときに足が長かった子ど

[*1] Japan Gerontological Evaluation Study の略。AGES（p.2）プロジェクトを母体とし，2010 年からフィールドを全国の市町村に拡張してスタートした研究。2013 年には 14 万人の高齢者を対象とした調査を行い，多面的な分析を進めている。

もたちは，がんによる死亡率（ハザード比）が1.59倍高い[1]。これは小児期のエネルギー摂取量が多いと，がんによる死亡率が1.15倍（喫煙と関連しないがんに限定すると1.2倍）高いという報告などと一致する[9]。一方で，心血管疾患による死亡率は，足が長い子どもで0.74倍，冠動脈疾患（狭心症や心筋梗塞など）による死亡率ではさらに低く0.61倍である[9]。全死因死亡率では有意差はない。欧米では日本と異なりがんよりも心血管疾患で死ぬ人のほうが多いので，足が長いことは，全死因死亡でみると短命であることを意味しない。

後でも紹介するように，冠動脈疾患に比べ，脳卒中のほうが小児期の社会経済的因子との関連が大きいという報告もある[5]。

◆新生児期・出生時・妊娠期の因子との関連

新生児期から出生時・妊娠期へと少しずつ遡って，成人期の健康との関連をみていこう。

まず，新生児期の因子である「母乳栄養の期間」が長いほど，小児期や青年期に肥満となるリスクが低いことが報告されている[10]。6つの研究の調整済みオッズ比は0.66～0.84である。このうち3つの研究では，母乳栄養の期間が長いほど肥満のリスクが減るという量-反応（dose-response）関係がみられる。その機序についても，母乳栄養で育てられている乳児の血清インスリン濃度が低いことなどが指摘されている[10]。

次に，出生時の因子である出生時体重も，50～60年も後の健康状態と有意に関連している。たとえば，出生時体重が小さいほど，64歳時点での耐糖能異常（ブドウ糖負荷試験の2時間値140 mg/dL以上）が多く，出生時体重が最小の群では，最大群に比べ6.6倍〔body mass index（BMI）で調整後〕も多くみられる[11]。つまり出生時体重を増やすような妊産婦支援が，60年後の糖尿病予防になる可能性がある。出生児体重が大きいほど53歳時点の握力も有意に大きい[12]というから，考慮に値する。

さらに妊娠中の栄養状態も，生まれた子の成人期の死亡率と関連し

ている。1945～1946年の冬にオランダで起きた飢饉のとき，低栄養状態を余儀なくされた妊婦から生まれた子どもは，出生時体重と身長が有意に小さく，成人後の耐糖能異常や脂質代謝異常が多いという[12]。動物実験でも，低タンパク食を与えられたラットから生まれた雌ラットの平均寿命は対照群よりも11%短いことが確認されている[12]。

◆父親の社会階層との関連

さらに遡って，父親の社会階層も関連することが報告されている。グラスゴー大学に1948～1968年に在学していた男子生徒8396人が対象である。当時のグラスゴー大学卒だから，卒業後は管理職や専門職となった可能性が高い。この人たちの1998年までの30～50年間の心血管疾患による死亡率を分析した結果，(収縮期血圧，喫煙，出生年を調整した後も) 父親の職業でみた社会階層が有意に関連していた。父親の職業が専門職・管理職であった群の子世代の死亡率を1としたとき，父親の社会階層が下がるにつれて，相対リスクは1.46，1.66，1.91，2.31と有意に高くなったという[13]。

より多くのリスク因子〔喫煙，拡張期血圧，コレステロール，BMI，FEV1(最大呼気1秒量)〕や本人の社会階層〔職業，車を運転しているか否か，居住地の困窮カテゴリー (deprivation category)〕を調整した研究もある。対象は，1970～1973年に35～64歳であったスコットランド西部の男性労働者5645人である。子世代の成人期のリスク因子と社会階層を調整しても，父親の職業が肉体労働であった場合，そうでなかった場合に比べ，相対死亡率は全死因で1.19倍であった。死因別でみると脳卒中が1.74倍，胃がんが2.03倍 (上記リスク因子のうち，喫煙，BMI，FEV1で調整済み) と高かった[14]。

つまり，成人期のリスク因子の有無や本人の社会階層では説明できない死亡率の高さを，父親の職業でみた社会階層で (ある程度) 説明できるのである。イギリスでは，社会階層によってライフスタイルが異なるとよくいわれる。父親の社会階層は，子ども時代の食生活をはじめとするライフスタイルの違いを表す代理変数なのだろう。

どのように影響するのか

小児期から妊娠期へと遡って，成人期の健康との間に関連がみられることを紹介した。では，これらの生物的あるいは社会経済的因子は，どのようにして数十年後の状態に影響を及ぼすのであろうか？ その仕組みを説明するいくつかのモデルが提唱されている[4, 6, 15]。

◆成長期と衰退期モデル

まず，影響が及ぶタイミングに関するものである。人間の一生を成長期と衰退期に分けて，その心身機能の推移を考えてみる（図1-2）[15]。成長期（子ども時代）に有利な環境を与えられた者（A）とそうでない者（B）では，到達する心身機能や体格に差がついてしまう。

やがてピークを過ぎた衰退期（成人期）においても，条件に恵まれて衰退が遅い人たち（①や③）と，そうでない人たち（②や④）がいる。図1-2では，機能が保たれている期間の長いほうから①→③→②→④となる。

これを前述の図1-1にあてはめると，子どもの頃（成長期）である

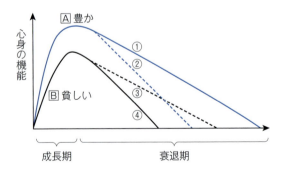

図1-2 成長期と衰退期のモデル
A・Bと①〜④は図1-1のそれぞれに相当する。
〔Kuh D, Ben-Shlomo Y：Introduction. Kuh D, Ben-Shlomo Y（eds）：A life course approach to chronic disease epidemiology, 2nd edition. pp 3-14, Oxford University Press, Oxford, 2004, Fig 1-2 をもとに改変〕

1960年の社会経済指標で豊かであった人たちが🅰であり，貧しかったのが🅱である。成人期（衰退期）の1990年の社会経済指標で豊かな人が①や③であり，貧しい人が②や④にあたる。成長期の指標でも衰退期の指標でも，豊かな群の死亡（＝心身の機能低下にあたる）率は貧しい群より低い。その結果，図 1-1 で 4 つの角にあたる①〜④の人たちでいえば，死亡率の低い順にやはり①→③→②→④となるわけである。

◆臨界期モデルと累積モデル

小児期は，決定的に大事な時期（critical period, 臨界期）である。新生児期の B 型肝炎ウイルス感染や，小児期の溶連菌感染を予防できれば，成人期の肝臓がんやリウマチ性心疾患を予防できる。ポリオや鉛中毒などのように，新生児期や小児期の疾患や条件がその後の健康・疾患・障害に大きな影響を与える場合がある。

また，心理・社会的な能力開発でも，乳幼児期・小児期に臨界期があることが知られている。たとえば，ひよこが孵化直後に見た動くものを母鳥であるかのように後追いし，やがて求愛行動の対象とする刻印づけ（imprinting）は有名である。人間でも，情緒面での発達に大きな影響を及ぼす母親への愛着（attachment）や，語学のヒヤリング，絶対音感などの能力の獲得にも臨界期があることが知られている。いわば「子ども時代のタイミングのよい（あるいは悪い）一撃」が，決定的な影響を与える一群があるのである。

一方で，「タイミングのよい（悪い）一撃」ではなく，累積がものをいう場合もある。図 1-3 は，イギリスで 1958 年に生まれた 1 万 1405 人を追跡しているコホート研究[*2]から得られたデータである[16)]。出生

[*2] 観察された疾病や死亡などとリスク（曝露）要因の関連を統計的に検討することにより，仮説検証を行う疫学研究手法の 1 つ。リスク（曝露）要因を有する群としない群を一定期間追跡観察し，両群における疾病などの発生率を比較する。通常は地域・職域などで健常者を対象に断面調査を行い，それに引き続き疾病などの発生状況を追跡する。コホートとは古代ローマにおける歩兵隊の一団のこと。

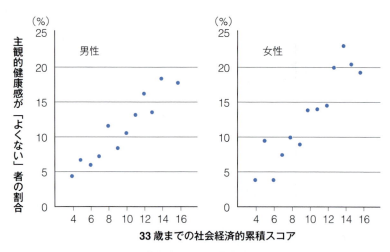

図 1-3　社会経済的因子の健康に対する累積効果
(Power C, Manor O, Matthews S：The duration and timing of exposure：effects of socioeconomic environment on adult health. Am J Public Health 89：1059-1065, 1999)

時，16歳，23歳，33歳の4つの時点の職業階層から社会経済状態スコアを算出し，33歳時点で主観的健康感が「よくない」者（多くのコホート研究で死亡率が高いことがわかっている）の割合との関連をみた。その結果，どの年齢時の社会経済的スコアであるかは大きな意味をもたなかった。そして，図 1-3 に示すように，社会経済的スコアの合計点との間に，きれいな正の相関がみられたのである。つまり，この場合にはタイミングよりも累積が重要であることを意味している。

◆影響経路

では，多因子の影響がどのように累積するのであろうか。図 1-4 に，左側の妊娠期・出生時から右側の成人期の健康に至る因子間の影響経路を示した。これまで主流だった病因モデルは，成人期の生活習慣が健康を規定するというもので，図 1-4 の右側にある濃いグレーで示した部分と矢印 A にあたる。

しかし，ライフコース・アプローチの視点からみると，その背景に

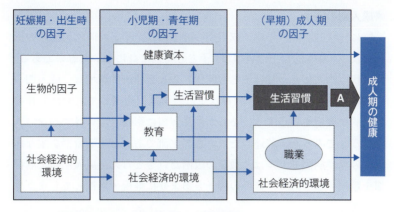

図 1-4　妊娠期から成人期の健康への影響経路

は，多くの因子が関与しており，複雑に絡み合って成人期の健康や疾患に影響を与えている[6]。

● **妊娠期・出生時の因子**

　まず，妊娠期・出生時では，出生体重などの生物的な因子には，親の喫煙や栄養状態などが影響しており[17]，それらには親の社会階層など社会経済的因子が関連している。

　この時期の生物的な因子は，小児期・青年期における体格や体力などの健康資本（health capital）に影響する。また，知的能力のうち遺伝子などで規定される部分は，将来大学まで進めるかどうかに影響するだろう。妊娠中の親の社会経済的因子も，子どもの教育に影響している可能性は高い。

● **小児期・青年期の因子**

　小児期・青年期の因子でいえば，健康資本が豊かなほど，勉学に専念できるから勉学に有利である。親が与えてくれる社会経済的環境は，健康資本にも，受けられる教育にも，そして生活習慣にも影響する。また，受けた教育によって，生活習慣も変わり，それを通じて健康資本も変わる。そして，子ども時代に培われた健康資本は，成人期の健康を規定するだろう。

●成人期の因子

特に比較的若い(早期)成人期の因子には，子ども時代の因子の影響が及ぶ。基本的な生活習慣は，子ども時代に身についたものである。親世代(本人にとっては子ども時代)の社会経済的環境は，成人期のそれに影響する[6]。受けた教育は主に職業選択を通じて，やはり社会経済的な環境を規定する。それが生活習慣に影響しないはずがない。

こうしてみると，前述したこれまで主流であった生活習慣を主な病因とみなす病因モデルは，最後の段階だけをとらえ，成人期の生活習慣を重視する一方で，ほかの因子をあまりに軽視・無視してしまう恐れがある。

ライフコース・アプローチの示唆するもの

以上のようなライフコース・アプローチから，何をくみ取るべきであろうか。

◆「結果の不平等」と「機会の平等」

若い人にとって，健康は資本である。病気がちであれば，教育を受ける機会も，よい仕事に就く機会も減ってしまう。

ライフコース疫学の実証研究と影響経路(図 1-4)から考えると，親世代の格差が大きい社会では，子どもが生まれ落ちたときから「機会の不平等」が存在していることになる。「結果の不平等」(=格差)を容認する立場の人でも，さすがに「機会の平等」は守られるべきだという人がほとんどである。ならば，(特に子どもの)健康格差は容認できないはずだ。

つまり，子世代の「機会の平等」を守るために，親世代の「結果の不平等」が大きすぎるのはよくないのである。

◆健康政策への示唆

高血圧や糖尿病，冠動脈疾患，脳卒中など成人期の慢性疾患は，か

つて「成人病」と呼ばれていた。しかし，その原因がライフスタイル（生活習慣）にあるとみなされ，「生活習慣病」に名前が変えられた。その後のメタボリック・シンドローム・ブームでも，その主な対策は40歳以降（成人期）の健診（特定健診）とその後の生活習慣指導（特定保健指導）の強化である。

しかし，ライフコース・アプローチからすると，その原因（少なくとも背景因子）は，成人期の生活習慣だけではない。30年以上前の小児期や，さらには妊娠期にまで遡れるのである（図 1-4）。しかも，OECD（経済協力開発機構）によれば，加盟30か国のなかで日本は，貧困世帯の割合（相対的貧困率）が，いまやアメリカに次いで6番目に多い国になってしまった（2010年）。臨界期（小児期）を貧困のなかで過ごし，健康によくない因子を累積している生活習慣病予備軍を放置したまま，成人になってから介入して，果たして成果は上がるのであろうか。

日本学術会議パブリックヘルス科学分科会も，2011年に「わが国の健康の社会格差の現状理解とその改善に向けて」という提言のなかでライフコースの重要性を指摘している。

◆ライフコース研究の課題

以上みてきたように，ライフコース・アプローチで得られた知見のもつインパクトは大きい。今後いっそうの研究の発展が期待されるが，研究上の課題や困難も多い。

ライフコースが健康に与える影響は，時代や世代，そして地域・社会により異なる。たとえば，かつては社会階層が上の群ほど喫煙する者が多かった。それが逆転したのは，喫煙が健康に有害であることが確立した20世紀の後半のことである[5]。また，地域差があることも知られている[5, 18]。その一部は住民間での遺伝子の違いによる影響で説明できるが，移民を対象にした研究で，社会環境の変化による影響も明らかにされている[18]。つまり，日本におけるライフコース研究が必要なのである。

しかし，その実施には，多大な費用と時間がかかる[15]。成人期になってから小児期のことを思い出してもらう方法は，安上がりで，かつ短期間でできるが，記憶のあやふやさのため信頼性が落ちる。実際，子ども時代の社会経済的因子と成人期の健康指標との関連を調べた研究のうち，成人期になってからの記憶に頼ったデータでは関連が弱く，小児期に集めたデータのほうが統計学的に有意な関連がみられているものもある[5]。

つまり，子どものときから前方視的にデータを集めることが望まれる。日本でも厚生労働省「21世紀出生児縦断調査」や環境省「子どもの健康と環境に関する全国調査（エコチル調査）」が始まったので，その成果が待たれる。だが，30年後に分析するときには，子どものときに集めておいた変数についてしか分析できない。もし多面的な社会経済的な因子についての情報を集めていなければ，その影響の分析や，社会経済的因子の十分なコントロールができない可能性がある[9]。たとえば，「母乳栄養の期間の長さ」には，母親や夫の出身階層や教育歴，仕事の有無，経済的な豊かさ，心理的ストレスの多さなど，多くの因子が絡んでいるであろう。「母乳栄養の期間の長さ」と肥満の間にみられた関連も，これらの社会経済的因子の影響を反映した「みせかけのもの」かもしれない。

本章の目的は，健康格差を減らすために介入すべき時期や介入方法の手がかりを，ライフコース・アプローチの視点から明らかにすることであった。以上の検討から，その介入時期は，成人期からでは遅く，臨界期である小児期，さらには親世代からの介入が必要と思われる。また，生物的な因子だけでなく，心理・社会・経済的環境の改善まで視野に入れた介入が必要である。

ライフコース・アプローチは，20世紀に重視された病因モデル，すなわち成人期の生活習慣が健康を規定するという考え方への挑戦である[15]。21世紀には，20世紀の病因モデルを超えるモデルが必要である。

■文献
1) Gunnell DJ, Davey Smith G, Frankel S, et al：Childhood leg length and adult mortality：follow up of the Carnegie (Boyd Orr) survey of diet and health in pre-war Britain. J Epidemiol Community Health 52：142-152, 1998.
2) Wadsworth ME, Hardy RJ, Paul AA, et al：Leg and trunk length at 43 years in relation to childhood health, diet and family circumstances；evidence from the 1946 national birth cohort. Int J Epidemiol 31：383-390, 2002.
3) Kuh D, Ben-Shlomo Y (eds)：A life course approach to chronic disease epidemiology, 2nd edition. Oxford University Press, Oxford, 2004.
4) Davey Smith G：Introduction. Health inequalities：Lifecourse approaches. pp xii-lix, The Policy Press, Bristol, 2003.
5) Davey Smith G, Lynch J：Lifecourse approaches to socioeconomic differentials in health. Kuh D, Ben-Shlomo Y (eds)：A life course approach to chronic disease epidemiology, 2nd edition. pp 77-115, Oxford University Press, Oxford, 2004.
6) Kuh D, Power C, Blane D, et al：Socioeconomic pathways between childhood and adult health. Kuh D, Ben-Shlomo Y (eds)：A life course approach to chronic disease epidemiology, 2nd edition. pp 371-395, Oxford University Press, Oxford, 2004.
7) Claussen B, Davey Smith G, Thelle D：Impact of childhood and adulthood socioeconomic position on cause specific mortality：the Oslo Mortality Study. J Epidemiol Community Health 57：40-45, 2003.
8) Fujiwara T, Kondo K, Shirai K, et al：Associations of childhood socioeconomic status and adulthood height with functional limitations among Japanese older people：results from the JAGES 2010 Project. J Gerontol A Biol Sci Med Sci 69：852-859, 2014.
9) Frankel S, Gunnell DJ, Peters TJ, et al：Childhood energy intake and adult mortality from cancer：the Boyd Orr cohort study. BMJ 316：499-504, 1998.
10) Gillman MW：A Life course approaches to obesity. Kuh D, Ben-Shlomo Y (eds)：A life course approach to chronic disease epidemiology, 2nd edition. pp 189-217, Oxford University Press, Oxford, 2004.
11) Forouhi N, Hall E, McKeigue P：A life course approaches to diabetes. Kuh D, Ben-Shlomo Y (eds)：A life course approach to chronic disease epidemiology, 2nd edition. pp 165-188, Oxford University Press, Oxford, 2004.
12) Aihie Sayer A, Cooper C：A life course approach to biological ageing. Kuh D, Ben-Shlomo Y (eds)：A life course approach to chronic disease epidemiology, 2nd edition. pp 306-323, Oxford University Press, Oxford, 2004.
13) Davy Smith G, McCarron P, Okasha M, et al：Social circumstances in childhood and cardiovascular disease mortality：prospective observational study of Glasgow University students. J Epidemiol Community Health 55：340-341, 2001.
14) Davy Smith G, Hart C, Blane D, et al：Adverse socioeconomic conditions in childhood and cause specific adult mortality：prospective observational study. BMJ 316：1631-1635, 1998.
15) Kuh D, Ben-Shlomo Y：Introduction. Kuh D, Ben-Shlomo Y (eds)：A life course approach to chronic disease epidemiology, 2nd edition. pp 3-14, Oxford University Press, Oxford, 2004.
16) Power C, Manor O, Matthews S：The duration and timing of exposure：effects of socioeconomic environment on adult health. Am J Public Health 89：1059-1065, 1999.
17) Perry IJ, Lumey LH：Fetal growth and development：the role of nutrition and other factors. Kuh D, Ben-Shlomo Y (eds)：A life course approach to chronic disease epidemiology, 2nd edition. pp 346-370, Oxford University Press, Oxford, 2004.
18) Elford J, Ben-Shlomo Y：Geography and migration with special reference to cardiovascular disease. Kuh D, Ben-Shlomo Y (eds)：A life course approach to chronic disease epidemiology, 2nd edition. pp 144-164, Oxford University Press, Oxford, 2004.

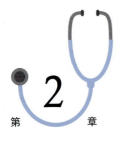

第2章 仕事と健康

長時間労働・不安定雇用・成果主義と，職業性ストレス

　多くの人が，1日の1/3（8時間）は働いている。そのなかでストレスを感じている人は多い。厚生労働省の労働安全衛生調査によれば，仕事や職業生活で「強い不安，悩み，ストレスを感じている労働者」の割合は，50.6〜62.8%で推移している。「過去1年間においてメンタルヘルス不調により連続1か月以上休業または退職した労働者がいる事業所の割合」は2007年の7.6%から2015年の10.0%に増えている。これらへの対策として，2015年の労働安全衛生法の改正に伴い「ストレスチェック制度」が導入された。

　「心の病」だけではない。メタボリック・シンドロームも，職業性ストレスを感じている者ほど多い[1]。本章では，仕事と健康の関連を取り上げる。

 長時間労働と過労死

◆ **蔓延する長時間労働**

　労働基準法32条に「1週間に40時間（1日8時間）を超えて労働させてはならない」とある。これを超えても合法なのは，労働協約と就業規則（36協定）に明記され，労働者の同意がある場合である。ただし，これにも「大臣告示」による残業時間の上限があり，1週間で15時間，1か月で45時間である。あなたの残業を含む実労働時間

は，この上限（約205時間/月）を超えていないであろうか。

　監督省庁の（旧労働省を引き継いだ）厚生労働省には，しっかりしてほしいものだ。しかし，その厚生労働省で働く国家公務員自身の月平均の「残業」時間が，省庁のなかで最も長い。霞が関国家公務員労組共闘会議によると，2010年には旧労働省の公務員は67.9時間と最長で，大臣告示を22.9時間も超えている。

　日本人の労働時間は，1997年でドイツやフランスに比べ，年間300～500時間も長かった[2]。2000年代に入って徐々に減ってはきているが，他国も同様に減っており，2010年代に入っても先進7か国（G7）中の上位にとどまっている[3]。

◆過労死

　労働基準法施行規則の「業務に起因することの明らかな疾病」の請求・決定（認定）件数も増えている。決定件数を2001年度と2015年度とで比べると，脳・心疾患で143件から671件へ（うち死亡は58件から246件），精神障害等で70件から1306件へ（うち自殺は31件から205件）と，約7～21倍に増えている[4,5]。

　過重な時間外労働によってうつ病となり，それが原因で自殺する過労自殺もある。たとえば，後述する電通などの民間大企業だけでなく，厚生労働省のおひざ元である社会保険庁でも，職員であった23歳の青年が過労自殺した。その責任は雇い主にあるとして，国に対し損害賠償を命じた判決が甲府地方裁判所で出ている[6]。

　心身の健康に悪影響を及ぼす水準の長時間労働が蔓延し，それらが最悪の場合に自殺を含む過労死を招いていることに，疑いの余地はない。

社会階層と健康格差

　社会階層の1つが職業による階層であり，職業階層が低いほど健康状態は悪い[2,7]。

◆公務員でも職業階層で格差

経済的貧困とは無関係であるはずの公務員ですら,職業階層によって死亡率にまで差があることが報告されている。1万8133人の男性公務員（40〜69歳）を25年にもわたって追跡したのが,有名なイギリスのホワイトホール（Whitehall）研究である[8,9]。職業階層（管理職,専門職,事務職,その他の4段階）が高い群に比べ,低い群の死亡率は高く,現役時代の3.12倍のみならず,引退後にも1.86倍高かったという[8]。日本の公務員でも,職業階層による健康格差がみられている[10-12]。

職業性ストレス

健康格差の原因として,仕事・職場に起因する職業性ストレス[7]（職場ストレス）が注目を浴びている。

◆職業性ストレスは「心臓に悪い」

仕事上要求される業務量やスピード,責任,心理的負担などの「要求度」が高いほどストレスを感じるが,それだけでは決まらない。いつまでに何を,どの水準でやるかなどを自分の裁量で決められる「コントロール度」も影響する。コントロール度が高ければ,締め切りを少し延ばしたり,要求水準を少し下げたりして,ストレス状態を緩和できるであろう。この2つの組み合わせで職業性ストレスをとらえるのが「要求-コントロール（demand-control）モデル」である。

職業階層別にみると,職業階層が上（管理職）の者ほど,要求度も高い[7]がコントロール度も高い[7,13]。そして,要求度が高くコントロール度が低いと,文字通り「心臓に悪い」[14-17]。コントロール度が高い群に比べ低い群で,冠動脈疾患は1.93倍も多い[18]。そして,心身の機能にも悪い[2]。

◆生活習慣よりも職業性ストレス

1万308人の公務員を対象に，職業階層を3つに分けて比較したデータ[13]を紹介しよう。たとえば，男性6895人における冠動脈疾患イベントの起こりやすさ（年齢調整オッズ比）は，職業階層最上位層を1とすると，中位層で1.25倍，最低位層では1.5倍であり，統計学的にも有意に高い。階層が低いほど，喫煙・身体活動量・血圧などの冠動脈疾患の危険因子が多いので，年齢とこれらとを調整すると，最低位層のオッズ比は1.3まで下がるものの，統計学的にまだ有意である。つまり，これらの危険因子の分布の違いでは階層間差の一部しか説明できない。

一方，コントロール度など職業性ストレスと年齢とを調整した場合には，最低位のオッズ比は1.18となり有意でなくなる。つまり，この分析では，職業性ストレスの関与が大きい。

◆ストレスを緩和するもの

上司や同僚から得られる社会的サポートが，ストレスを緩和することがわかっている[2,19]。これも取り込むのが「要求-コントロール-サポートモデル」である。たとえば，あなたが上司Aに怒られて落ち込んだとする。それを見ていた同僚Bが，帰りに「ちょっと一杯」と誘ってくれる。そして「お前は悪くない。A（上司）の責任なのに，それを部下のせいにするなんて，ひどい上司だ」と言ってくれる。「そうだ，私のせいじゃない。この前B（同僚）が怒られたときもそうだ」などと思えて，Bと2人で「Aが悪い」と合唱すれば，ずいぶん気が楽になるだろう。このような社会的サポートも，職業階層が高い者のほうが豊かであると報告されている[9,13]。

社会的スキルも重要である[20]。これは社会的サポートや対人関係を形成するスキルであり，対人場面で生じるストレスを低減させる。トレーニング可能であるという意味でも注目に値する。

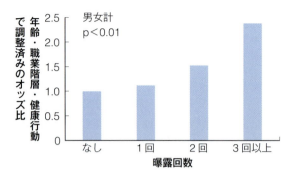

図 2-1　職業性ストレス曝露回数別メタボリック・シンドロームのオッズ比
1985～1999 年の 4 回の調査における職業性のストレスの曝露回数。
(Chandola T, Brunner E, Marmot M：Chronic stress at work and the metabolic syndrome：prospective study. BMJ 332：521-525, 2006 より作成)

◆メタボリック・シンドロームの原因にも職業性ストレス

　メタボリック・シンドロームは，内臓肥満を基盤に，高血糖，脂質異常症（高中性脂肪血症，高 LDL-コレステロール血症など），高血圧が複合することによって心筋梗塞・脳卒中などの発症リスクが高い状態を指す。生活習慣病としてとらえられていることも多い。

　このメタボリック・シンドロームも，職業階層が最高位の者に比べ最低位の者では実に 2.33 倍も多い[1]。そして，職業性ストレスと社会的サポートも関与している。Chandola らは 1985～1999 年の間に 4 回，仕事のコントロール度が低く社会的サポートが乏しい「ストレス状態あり」の有無を調べた（図 2-1）。ストレス状態が 1 回もなかった者に比べ，1 回，2 回，3 回以上経験した者では，それぞれ 1.12 倍，1.52 倍，2.39 倍もメタボリック・シンドロームが多くみられるのである（年齢，職業階層，生活習慣上のリスク調整済み）[1]。

　メタボリック・シンドロームの職業階層間におけるオッズ比は，職業性ストレスを考慮すると 11% 減少し，生活習慣上のリスクも同時に考慮すると，統計学的に有意ではなくなった。つまり，職業階層によるメタボリック・シンドロームの割合の差は，生活習慣とともに職業性ストレスの差で説明できることを意味する。言い換えれば，生活

習慣指導とともに、職業性ストレスの軽減を図ることの重要性を示唆している。

 ## 不安定雇用の悪影響

ここまで紹介してきたのは、身分が比較的保障された労働者のデータである。最近は、もっと身分保障の危うい不安定雇用やワーキングプア（働いているのに貧困な人々）が増えている。

◆増える不安定雇用

イギリスでは、NHS（National Health Service；国民保健サービス）など公的サービスにおいても、単純労働を民間事業者にアウトソーシングすることが進んだ。病院の雑役係の給料は安く、しかも30年前に比べ実質賃金はむしろ減少しているという。大幅な昇給や昇格の見通しもない。将来展望をもてない不安とあきらめが不安定雇用の人々の間に蔓延している様子が、ジャーナリストの体験ルポルタージュで描き出されている[21]。

日本でも、フリーターをはじめとする不安定雇用が増えている。総務省の「労働力調査」によれば、15～34歳のフリーター*は、1982年の約50万人から、2003年に217万人まで増えた。その後、景気の回復に伴い減少傾向だが、2015年も200万人を超えている。

パート・アルバイトに派遣社員や契約社員などを加えた15～34歳の非正規雇用者をみると、2015年は約521万人である。全年齢層でみると、1990年には全就業者の5人に1人であった非正規雇用は、2015年に3人に1人を超え、1980万人である。

生涯賃金を雇用形態別にみると、正規雇用の約2.4億円に比べ、

---

*「労働力調査」では、①雇用者のうち「パート・アルバイト」の者、②完全失業者のうち探している仕事の形態が「パート・アルバイト」の者、③非雇用者のうち希望している仕事の形態が「パート・アルバイト」で家事・通学・就業内定をしていない者を、フリーターとして集計している。

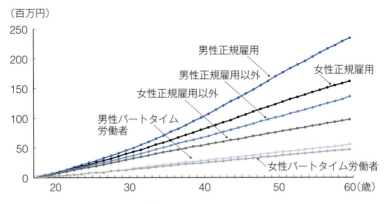

図 2-2　各雇用形態別生涯賃金
正規雇用とそれ以外とで生涯賃金に大きな差がある。
(平成18年版年次経済財政白書．p 240，2006)

パートタイム労働者では約0.5億円であり，その差は実に2億円にも上る（図2-2）。しかも「非正規雇用からの離脱は困難化している」と2006年版の年次経済財政白書も指摘している。

不安定雇用の人たちの不安やストレスを想像するだけで，胸が苦しくなる。

◆努力-報酬不均衡モデル

仕事に費やす努力と報酬のバランスがとれない不均衡状態による職業性ストレスをとらえようとするのが，努力-報酬不均衡（effort-reward imbalance）モデルである。ここでいう報酬には，金銭的な給与だけでなく，仕事の重要度や興味，発揮できる能力，得られる賞賛，雇用の安定性や見通しなどを含む[7,16]。多くの実証研究を通じて，先に触れた（p.28）「要求-コントロールモデル」とは異なった側面をとらえていることがわかっている[22,23]。

このモデルを使って職業性ストレスを測定すると，正規労働者に比して非正規労働者において不均衡が多くみられ[7]，冠動脈疾患，心身機能の不健康を予測できることがわかっている[24]。

「成果主義」の影

　もう1つ重要なのが、成果主義の導入である。これは労働者の目標達成度（成果）を評価して、社員のやる気を引き出すために「給与を短期の成果に連動させるシステム」である[25]。

◆多くの社員のモチベーションが低下する

　このシステムをいち早く導入した富士通でそれを推進する人事部に身を置いていた人が、「企業はますます発展する」といううたい文句とは反対に同社がボロボロになった過程を著書で描いた[26]。上位から下位まで評価の割合があらかじめ決められていたため、上位の評価枠が満員になれば、それ以降の社員の評価は、目標を達成しても下位となる。「どんなにがんばっても『やっぱりオマエは最初からB評価要員だから』と言われている気がする」と、働く気を失った者の声を紹介している。こうして中堅は無気力化し、若手はやめていったという。

　成果主義を導入する企業はどんどん増え、大企業では8割に達した[25]。経済産業省が設置した研究会は、「成果主義」や「非正規社員の拡大」などの1990年代以降の企業の人事施策について、人件費の削減には効果があったが、一方でパフォーマンスの低下を招いていると指摘している[25]。押しつけられた評価システムには納得感・公平感が欠如し、従業員の動機づけへの効果は限定的で、むしろ多くの（非正規社員を含む）従業員のモチベーションは低下し、組織・チーム力も低下したという。

◆公務員の世界でも

　この現象は、リストラの危険を身近に感じる民間企業だけの話ではない。大分県は、全職員（4500人）を対象に、A～Eの5段階の評価を給与に反映する成果主義を導入した。その査定結果が発表されると、D・E評価のほぼ全員が心身の不調に悩んでおり、そのほとんど

はいわゆるメンタルな訴えだったという[27]。うつ傾向の人のパフォーマンスが低いことはもちろんあるだろう。しかし、「お前はEだ」という評価が反応性のうつ状態を引き起こすことも想像に難くない。国立大学法人や研究者の世界にも任期制とともに成果主義が導入されており、私にとっても他人事ではない。医学研究者のなかでは英語論文が評価され、本書のような本を書いても評価されないのだから。

◘成果主義と職業性ストレス

　成果主義では、個人の成果が評価されるために、「自主的に」業務量は増える。同僚の間に競争がもち込まれ、同僚や後輩をサポートしても評価されないのであれば、お互いの支え合いは減り、職場がバラバラとなる。かつての年功序列システムの時代でも、同期入社組の間で「あいつはエース、オレは出遅れ組」などの自己評価や人事評価はあった。しかし、第三者から明確な序列をつけられることなく、給与も横並びで、処遇の格差が小さく、遅れをとっても取り戻せると信じられるかつての状況と、成果主義システムとでは、ずいぶんと違うのではなかろうか。

　「業務上の要求度が増える」「社会的サポートが得られにくくなる」という面、そして評価・報酬の明らかな格差が、仕事に傾けた努力に見合う、納得のいくものでなければ、「努力‒報酬不均衡」の面からも、成果主義や任期制の導入は、職業性ストレスを高めた可能性が高い。

なぜ健康格差は生まれるのか

　健康格差がなぜ生じるのかを考えることが、第1部のテーマであった。職業階層の視点からその答えを探ってみよう。

◘媒介メカニズムと修飾メカニズム

　喫煙や肥満、高血圧など、よく知られている生活習慣病の危険因子

は，階層が低い層に多い[9, 13]。しかし，それでは職業階層による健康格差を1/4程度しか説明できなかった[13]。そのほかに，低い階層ほど職業性ストレスは多く，ストレスを緩和する社会的サポートは乏しいこと[9, 13]なども関与している。このようなストレス（緩和）要因の分布が職業階層間で異なっているために健康格差が起きると説明するのが，ストレスが媒介して健康格差が起きるという「媒介メカニズム」である[7]。

もう1つが「修飾メカニズム」である[7]。職業性ストレスの影響は，すべての階層に同じように現れるのではなく，低い階層により強くみられる。たとえば，低所得層[16]やブルーカラー労働者（作業員など肉体労働が主な労働者）[15]，低い職業階層[24]においてのみ観察されたという報告がある。つまり，低い社会階層との組み合わせ（相乗作用，交互作用）によって修飾されることで，健康に悪影響を及ぼすというメカニズムである。

3つのレベルの対策が必要

働いている人は，職場に長い時間・年月にわたって身を置き，仕事に精神的エネルギーを注ぎ，職業人として評価されている。そこでの条件や環境が健康にも大きく影響していること，職業階層による健康格差の実態と，その原因を紹介してきた。これらを緩和する対策は，①個人，②職場，③国の3つのレベルに分けて考えられる。

まず，個人レベルでは，職業能力，ストレス対処（コーピング）スキル[2]や社会スキル[20]の開発や，認知行動療法[28]などである。人は，資源を超える要求をされたときにストレス状態となる。これらの内的資源が豊かになれば，社会的サポートなどの外的資源も豊かになり，ストレスの低減・緩和につながると期待される。

しかし，個人レベルの対策だけでは限界がある。たとえば，企業が上位1割の人までをA評価とする成果主義や，3割は非正規雇用とするという方針を変えなければ，効果は乏しい。イスとりゲームでイ

スの数を減らせば負け組みが増えるのは避けられない．いくら個人が内的資源の開発に努力しても，努力した全員がA評価，全員が正規雇用はありえないからである．

　職場レベルでは，コントロール度の向上や社会的サポート，金銭的でないものを含む報酬を増やすなど，上司を含む職場ぐるみでの取り組みが必要である．また，国レベルの政策・対策も不可欠である．長時間労働を禁じ，非正規雇用者の条件をよくすることは，国による規制がなければ難しいからである．

■文献
1) Chandola T, Brunner E, Marmot M：Chronic stress at work and the metabolic syndrome：prospective study. BMJ 332：521-525, 2006.
2) Kagamimori S, Nasermoaddeli A, Wang H：Psychosocial stressors in inter-human relationships and health at each life stage：a review. Environ Health Prev Med 9：73-86, 2004.
3) 黒田祥子：日本人の働き方と労働時間に関する現状．内閣府規制改革会議雇用ワーキンググループ資料，2013年10月31日．
http://www8.cao.go.jp/kisei-kaikaku/kaigi/meeting/2013/wg2/koyo/131031/item2.pdf（2016年9月26日最終アクセス）
4) 厚生労働省労働基準局：脳・心臓疾患及び精神障害等に係る労災補償状況（平成17年度）について．2006.
http://www.mhlw.go.jp/houdou/2006/05/h0531-1.html（2016年9月26日最終アクセス）
5) 厚生労働省労働基準局：平成27年度「過労死等の労災補償状況」．2016.
http://www.mhlw.go.jp/stf/houdou/0000089447.html（2016年9月26日最終アクセス）
6) 新堀亮一，倉地康弘，青木美佳：社会保険庁職員うつ病自殺事件．平15（ワ）374号公務災害損害賠償請求，甲府地方裁判所，2005.
http://www.sakai.zaq.ne.jp/karoshiren/16-b63.htm（2016年9月26日最終アクセス）
7) 堤明純：職業階層と健康．川上憲人，橋本英樹，小林廉毅（編）：社会格差と健康—社会疫学からのアプローチ，pp 81-101, 東京大学出版会，2006.
8) Marmot MG, Shipley MJ：Do socioeconomic differences in mortality persist after retirement? 25 year follow up of civil servants from the first Whitehall study. BMJ 313：1177-1180, 1996.
9) Marmot MG, Smith GD, Stansfeld S, et al：Health inequalities among British civil servants：the Whitehall II study. Lancet 337：1387-1393, 1991.
10) Martikainen P, Lahelma E, Marmot M, et al：A comparison of socioeconomic differences in physical functioning and perceived health among male and female employees in Britain, Finland and Japan. Soc Sci Med 59：1287-1295, 2004.
11) Nishi N, Makino K, Fukuda H, et al：Effects of socioeconomic indicators on coronary risk factors, self-rated health and psychological well-being among urban Japanese civil servants. Soc Sci Med 58：1159-1170, 2004.
12) Sekine M, Chandola T, Martikainen P, et al：Explaining social inequalities in health by sleep：the Japanese civil servants study. J Public Health（Oxf）28：63-70, 2006.

13) Marmot MG, Bosma H, Hemingway H, et al：Contribution of job control and other risk factors to social variations in coronary heart disease incidence. Lancet 350：235-239, 1997.
14) Karasek RA, Theorell T, Schwartz JE, et al：Job characteristics in relation to the prevalence of myocardial infarction in the US Health Examination Survey（HES）and the Health and Nutrition Examination Survey（HANES）. Am J Public Health 78：910-918, 1988.
15) Theorell T, Tsutsumi A, Hallquist J, et al：Decision latitude, job strain, and myocardial infarction—a study of working men in Stockholm. The SHEEP Study Group. Stockholm Heart epidemiology Program. Am J Public Health 88：382-388, 1998.
16) Lynch J, Krause N, Kaplan GA, et al：Workplace conditions, socioeconomic status, and the risk of mortality and acute myocardial infarction—the Kuopio Ischemic Heart Disease Risk Factor Study. Am J Public Health 87：617-622, 1997.
17) Li J, Zhang M, Loerbroks A, et al：Work stress and the risk of recurrent coronary heart disease events：A systematic review and meta-analysis. Int J Occup Med Environ Health 28：8-19, 2015.
18) Bosma H, Marmot MG, Hemingway H, et al：Low job control and risk of coronary heart disease in Whitehall Ⅱ（prospective cohort）study. BMJ 314：558-565, 1997.
19) 小杉正太郎，種市康太郎：ソーシャルサポート．小杉正太郎（編）：ストレス心理学—個人差のプロセスとコーピング，pp 74-84．川島書店，2002．
20) 田中健吾：ソーシャルスキル．小杉正太郎（編）：ストレス心理学—個人差のプロセスとコーピング，pp 59-74．川島書店，2002．
21) Toynbee P：Hardwork；Life in Low-pay in Britain. Bloomsbury Publishing PLC, 2003／ポリー・トインビー（著），椋田直子（訳）：ハードワーク—低賃金で働くということ．東洋経済新報社，2005．
22) Tsutsumi A, Kawakami N：A review of empirical studies on the model of effort-reward imbalance at work—reducing occupational stress by implementing a new theory. Soc Sci Med 59：2335-2359, 2004.
23) Siegrist J, Li J：Associations of Extrinsic and Intrinsic Components of Work Stress with Health：A Systematic Review of Evidence on the Effort-Reward Imbalance Model. Int J Environ Res Public Health 13：432, 2016.
24) Kuper H, Singh-Manoux A, Siegrist J, et al：When reciprocity fails—effort-reward imbalance in relation to coronary heart disease and health functioning within the Whitehall Ⅱ study. Occup Environ Med 59：777-784, 2002.
25) 経済産業省人材マネジメントに関する研究会：「人材マネジメントに関する研究会」取りまとめ．2006．
26) 城繁幸：内側から見た富士通—「成果主義」の崩壊．光文社，2004．
27) 梅崎正直：大分県の成果主義—「D, E 評価のほぼ全員が心身不調!!」．読売ウィークリー，2006 年 9 月 3 日：80-81．
28) Bhui KS, Dinos S, Stanfield SA, et al：A synthesis of the evidence for managing stress at work：a review of the reviews reporting on anxiety, depression, and absenteeism. J Environ Public Health 2012：515874, 2012.

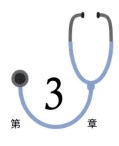

第3章 遺伝と環境

「生まれ」は「育ち」を通して

　2003年4月15日，生物・医学分野のビッグニュースが報じられた。6か国の科学者によるヒトゲノム・プロジェクトによって，30億個の全塩基配列が（解読不能の1%を除き，99.99%の精度で）解読完了という宣言である。それは20世紀の生物学史上，最大の成果といわれるワトソンとクリックによる「DNAの二重らせん構造の発見」（1953年）から数えて50周年にあたる年であった。ゲノムとは，細胞がもっているDNAとそれに書き込まれたすべての遺伝情報のことで，生物の姿・形や病気と深い関連をもつ[1]。今後，遺伝情報の解明によって，発病予測や遺伝子治療ができるようになるという期待が高まっている。

　一方，本書では妊娠・新生児期から成人期に至る過程（第1章）や職業階層・雇用形態（第2章）において，社会経済的に厳しい状態にさらされた人たちに不健康が多いという「健康格差」を示してきた。だが，これら社会環境（第1因子）が不健康（第2因子）をもたらしているとは限らない。第3因子にあたる遺伝子が，その人の社会階層（を決める知能，才能，パーソナリティなど）と健康状態の両者をほとんど決めている可能性があるからである。その場合，遺伝子が優れている人が高い社会経済的地位と健康の両方を手に入れ，劣った遺伝子をもった人が社会の底辺に甘んじ病気がちなのは，避けがたいことになる。もって生まれた遺伝子によって運命が決まっていて，変えられないものならば，「健康格差社会への処方箋」など，無

意味である。

そこで本章では，生まれ（遺伝）と育ち（環境）の関係を，いくつかの視点から取り上げ，環境への介入による対策の可能性を検討する。

遺伝と環境・社会生物学を巡る論争

「生まれ（遺伝）」派と「育ち（環境）」派との論争の歴史は古く，19世紀に遡る。また，1970年代以降は，社会生物学（社会行動の生物学的基礎の総合的な研究）[2]を巡る論争も繰り広げられてきた。

◆「生まれ」派の言い分

「生まれ」派は，1870年前後には「優れた人間には優れた親族がいる」という観察に基づき才能は血統だと主張した[3]。いわれてみれば，国会をはじめ議員には二世議員が多いし，医師の親族には医師が多いなど，そんな現象はいまでもある。

1900年代初頭には頭蓋骨の形態に基づき「ドイツ人は，貴族となる定めにある」とされ[4]，これがユダヤ人は人種的に劣るという主張に結びつき，アウシュビッツの悲劇を招いた。さらに「白人に比べ黒人の知能指数（IQ）は低いから黒人の社会階層は低い」「うつ病は遺伝する」「自殺したのは弱い人」[5]「犯罪者の親は犯罪者の子を産む」[3]など，遺伝決定論は階級特権や人種・性・障害者差別などの根拠として使われるきらいがあった。そのため，それらの言説に対しては多くの反論がなされてきた[2,3,6-8]。

◆社会生物学と「利己的な遺伝子」

遺伝子決定論に立つものではないが，論争を巻き起こした学説に，ネオダーウィニズムあるいは社会生物学がある[2,3]。これは動物の社会的な行動，たとえば，ミツバチ社会に階級があり，雌バチが自分の子を残さず女王バチの繁殖を助ける働きバチとなったり，母鳥がキツ

ネから雛を守ったりする行動の理由を探ろうという分野である。

　ダーウィンの適者生存や自然淘汰の視点からみると，これらの行為は個体にとって一見「利他的」な社会行動にみえる。しかし，「適者生存や自然淘汰の単位は遺伝子である」と視点を変えると，いずれも生き残ろうとする遺伝子のなせる業だと考えられる。遺伝子からみれば，個体は自分の作った生存機械（サバイバル・マシン）あるいは乗り物（ヴィークル）に過ぎないというのである。これが有名な「利己的な遺伝子」[9]である。ドーキンスによる同名書の刊行30周年記念版が日本語でも出版されていることからも，そのインパクトの大きさがわかる。

　また，ウィルソンは，その大著「社会生物学」の最終章で，進化的視点から人間の社会的行動にまで広げて論じた[2]。彼は，性別分業には遺伝的起源があり，男女の機会均等をもってしても残るであろうなどと主張した[6]。そのため「政治的な現状を肯定し，現在みられる社会の不平等を正当化する」見方であるなど，政治的な視点から批判を浴びた[2]。

　このように，人間を含む生物の社会的な行動や階級社会や性分業にも進化論的な意味があり，遺伝子的な基盤があるという主張も，登場してきた。格差をなくすことは無謀な試みなのだろうか。

やわらかな遺伝子[3]

　遺伝と環境の関係は，どこまでわかっているのであろうか。膨大な研究の蓄積により，遺伝子だけでは疾病や健康は決まらず，環境も大いに影響していることがわかっている。そもそもゲノムや遺伝子は，生きている細胞という「環境」がなければ，機能しないのである。

◆遺伝子よりもプログラム

　解読された30億個の塩基配列のなかで，遺伝子として機能するものは約2万2000で，人間のそれは，チンパンジーと99％近く共通

だという[3]。同じ遺伝子が，ショウジョウバエとマウスだけでなく人間にもみられる。

　同じ遺伝子なのに，どの生物種のどの部位で使われるか，ほかのどの遺伝子と一緒に活性化するか，発生のどの過程でスイッチが入るかなどの環境・条件によって，まるで異なる影響をもたらすことがわかってきた。だから「ゲノム組織化装置」[3]「遺伝的プログラム」[8]「形態形成システム」[7] など，呼び名は違うが，遺伝子だけでは決まらないこと，それらを組織化しているプログラムやシステムが重要であること，それには環境も影響を与えていることに，共通理解がなされている。

◆受精卵から出生まで

　たとえば，性は性染色体で決まると考えるのは間違いである。ワニやカメは，孵化するときの外気温が高いか低いかで性別が変わる[7]。ヒトですら，発生途中の条件によって，右に精巣，左に卵巣をもつケースが数千人に1人の割合で生まれるという[7]。

　また，アヒルの胚から足となる部分をニワトリの卵に実験的に移植すると，もとのアヒルの（遺伝子が命じる水かきのついた）足でなく，移植後の環境に合わせてニワトリの足ができる[8]。

　ヒトでは実験で確認することは倫理的に許されないが，動物で得られている知見から考えて，遺伝子だけでなく，発生過程における環境が影響することは間違いないであろう。

◆出生後の学習

　言語や視覚，聴覚の獲得には，生育環境が強く影響する[7]。生後2か月の日本人の赤ちゃんは，rとlの発音を識別できるという。大人の日本人にとってrとlの区別が難しいのは，その違いに触れる環境が乏しいからである。

　生後4か月まで，黒と白の水平の縞だけの環境で育てられたネコは，垂直の線が見えなくなるために，椅子の脚によくぶつかる。ヒト

でも大人になってから先天性白内障の手術を受けた人は，目が見えるようになったはずなのに，モノの形を正確に認知するのが大変だったという。情報が入ってきても，それを脳が処理できないらしい。

楽器を演奏し始めた年齢が若いほど，演奏に使われる脳の領域は大きい。絶対音感（どの鍵盤をたたいた音かが，目をつむっていてもわかる）を獲得できるのは3～5歳までに訓練を受けた場合に限られる。

つまり，出生後の環境に恵まれなければ，潜在的能力は開発されないのである。

◻︎双生児研究

一卵性双生児は，遺伝子が同じだから，見た目がそっくりである。二卵性双生児の場合は，50%同じである。だから，何らかの理由で別々に育てられた双生児を追跡すると，遺伝と環境の影響を検討できる[2]。

まず，2人のIQの相関係数（完全に一致すると1.0，無関係だと0）をみると，二卵性で0.38に対し，一卵性では0.75と，ほぼ2倍である（が，寄与率は56%）。一方，環境はどうだろう。別々の家族環境で育てられたといっても，社会経済的には同じような家庭に育った影響もあるかもしれない。そこで，同じ家庭で一緒に育てられた遺伝関係のない非血縁の子どもたちの相関をみると0.28で，成人期になると0.04まで下がるという。また「外向性」「人のよさ」などのパーソナリティを評価してみると，得点の変動のおよそ4割が遺伝的，残りの6割程度が環境の違いらしい。

離婚についてみた研究[3]もある。一卵性双生児で片方が離婚していると，もう片方も離婚していた割合は45%，二卵性双生児の間では30%に下がる。これは実の両親の離婚と比較した場合と同程度であり，養子の場合には，養父母が離婚しても養子は離婚する傾向はないという。

また，一卵性双生児の寿命を比べた結果，遺伝子で決まっている割

合は約 25％という報告[10]もある。

以上，二卵性よりも一卵性双生児など，遺伝子を共有する度合いが高いほど似ているが，遺伝子では決まらない（環境や経験の影響）部分は，一卵性双生児でも半分程度はあるようだ。

自殺予防の場合

外傷や外因死も，社会階層が低いほど多い[11, 12]。外因死の1つである自殺について，果たして自殺するのは遺伝的に弱い人であって，環境の影響はないといえるのか，みてみよう。

日本人集団の遺伝子プールは，（進化論的視点からみれば一瞬にすぎない）50年程度では，ほぼ一定と考えられる[8]。したがって，遺伝子だけによって決まっているのなら，自殺率にはほとんど変動がないはずである。しかし現実には，2000年前後の自殺率は1960年代に比べ1.4倍に増えている。しかも，それは図 3-1 に示したように，失業率など社会経済的環境と関連しているようにみえる。

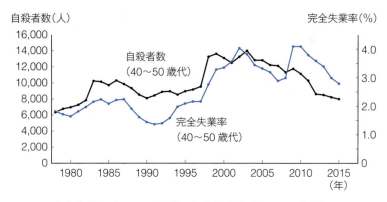

図 3-1　完全失業率（40〜50歳代）と自殺者数（40〜50歳代）
（参考データ：警察庁生活安全局地域課：自殺の概要資料，内閣府自殺対策推進室・警察庁生活安全局地域課：自殺の状況，総務省統計局：労働力調査 長期時系列データ，2005〜2016）

◆群発自殺とマスコミ報道

自殺が，ほかの複数の自殺を誘発する「群発自殺」現象が知られている。日本でも，いじめを苦にした子どもの自殺が大きく報じられると立て続けに起きた。欧米の国々には，マスコミが大きく報道するほど，その後に自殺が増加するという報告がある。そして，オーストリアのウィーンでは「新聞の1面で報道しない」「自殺の手段を詳しく報じない」などのガイドラインに沿って，慎重に報道するようにしたところ，実際に自殺が減った，という報告がある[5]。

◆介入モデル事業—社会に対するはたらきかけ

また，秋田県の6つの町では，自殺予防の地域介入モデル事業に取り組んだ。モデル事業では，うつ状態のスクリーニングと個別健康相談，住民向けの健康教育・啓発活動，ソーシャル・キャピタル（社会関係資本）の強化などを実施した。モデル事業に取り組まなかった周辺町村では，自殺率は横ばいであったが，モデル事業に取り組んだ6町では，自殺率が半減したという[5]。

国連およびWHO（世界保健機関）も2014年に自殺予防ガイドライン[13]を発表している。そのなかでは，包括的国家戦略を作ること，個人に対するはたらきかけだけでなく社会環境に対するはたらきかけを含む両面からの対策が必要であることなどが指摘されている。

 犯罪予防の場合

アメリカでは，犯罪に巻き込まれた死亡が10代の死因の第2位であり，15～34歳の黒人ではトップを占めている[14]。また，貧富の差が激しいところほど殺人事件は多く[15]，健康格差の一因となっている。

犯罪も，犯罪者の遺伝子で説明できて，環境は影響しないのであろうか。

◆遺伝と生育環境の両方が関与

　デンマークでの調査[3]によれば，善良な家庭から善良な家庭に養子に出された子が法的な問題を起こす割合は 13.5% である。受け入れ側の家族に犯罪者がいても，14.7% とさほど増えない。一方，犯罪者の家族の子どもが善良な家族へ養子に出された場合，20% に増える。さらに，実の父母と養父母の両方が犯罪者の場合には 24.5% となる。ただし，反対からみれば，犯罪者の遺伝子を受け継いでも 75〜80% は，罪を犯さない。

　3〜11 歳の小児期に虐待を受けた経験と，反社会的な暴力性向との関連をみたニュージーランドの研究もある[3]。この研究のすごいところは，モノアミン酸化酵素 A（MAOA）遺伝子との関連もみていることである。この遺伝子は，欠損していたり活性が低かったりすると，犯罪性向が高まることが知られている。対象の 442 人の男子のうち，ひどい虐待を受けた者が 8%，何らかの虐待を受けたと思われる者が 28% おり，この子たちの反社会的な性向は高かった。MAOA 活性との関連をみると，活性が高い遺伝子をもつ子たちは，幼いころに虐待を受けていても問題を起こしていなかった。それに対し，活性の低い遺伝子をもち，かつ虐待を受けた子では，反社会的・暴力的な性向が 4 倍も多かったという。やはり，遺伝（MAOA 遺伝子）と生育歴（小児期に虐待を受けた経験）の，両方が影響しているのである。

◆機会なければ犯罪なし

　日本では，1991 年から 2001 年にかけて，犯罪が増えた。一方，同じ時期に，欧米の国々では横ばいあるいは減少した（ただし，日本の犯罪検認率は，ほかの先進国に比べ低い）。その背景には，欧米の犯罪対策における方向転換があるという。かつては，犯罪者に着目して，その人格や動機などに着目した「原因探し」を重視していた。それを，環境に着目した対策をとり，犯罪機会を減らす方向へ転換した[16]。罪を犯す者（またはその素因のある人）の人格を変えるのは難

しいが，環境を変えることはできるという考え方に立つもので，「環境犯罪学」と呼ばれる。そこでは，監視カメラなどで目撃される可能性を高め，物理的・心理的バリアを高める環境整備が行われる。

　犯罪にも遺伝の影響はあるものの，環境による影響はあり，環境への介入は犯罪予防に有効だと考えられる。

 急増する肥満

　肥満も，社会階層が低い層に多い[17]。また，遺伝子の変化では説明できないほど，短期間に急増している。国民健康・栄養調査概要によると，男性の肥満（BMI≧25）の割合は，ほとんどの年齢区分で増加し，20～29歳や60～69歳，70歳以上では，1983年に比べ2015年には1.5倍以上に増えている[18, 19]（図3-2）。1983年に30～39歳であった人たちは，2003年には50～59歳である。同じ世代の人たちで比べても，やはり20.5%から30.9%へと増えている。

　英米など先進国でも，同じように肥満の急増がみられている。これほど短期間での急増は，遺伝子の変化では説明できない。高脂肪・高

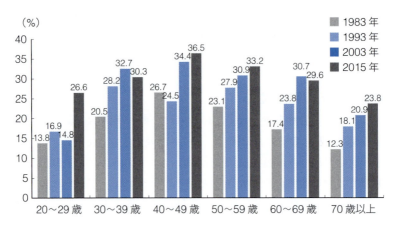

図 3-2　肥満者（BMI≧25）の割合（男性）
（厚生労働省：国民健康・栄養調査，2003, 2015）

カロリー食の普及などの栄養環境，歩かないで済むような環境，これらの変化が主因だろう。

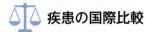 疾患の国際比較

　環境の違いがもたらす影響をみるために，国際比較研究を2つ紹介しておこう。

　1つめは，社会経済的因子による健康格差が現れやすい冠動脈疾患についての研究[20]である。日本国内に住む日本人と，ハワイとカリフォルニアの日系人，合わせて1万1900人の男性を比較した。集団でみればほぼ同じ遺伝子をもつと思われるにもかかわらず，コレステロール値も，冠動脈疾患も，日本→ハワイ→カリフォルニアの順にだんだん高くなっていた。心電図上確実な心筋梗塞の割合は，日本の1000人あたり5.3に対し，カリフォルニアでは10.8と2倍であった。

　もう1つは，高血圧，心筋梗塞，全心疾患に加え，糖尿病，脳卒中，肺疾患，がんの7疾患について，55〜64歳の白人だけを対象にして，イギリス（英）とアメリカ（米）を比較した研究である（n＝英3681名，米4386名）[17]。喫煙率は英21.9%，米20.1%（以前吸っていた人を含めると英88%，米82%），大量飲酒は英30.0%，米14.4%と，イギリスで多かった。肥満は英23.0%，米31.1%と，アメリカで多かった。自己申告による7疾患の有無は，すべてアメリカで多かった。たとえば，糖尿病は英6.1%，米12.5%と，アメリカで2倍多くみられた。また，糖尿病の割合は，教育年数および所得で3区分した社会階層の最高層で，英6.1%および6.1%，米9.5%および8.2%と，やはりアメリカで高かった。

　これらの違いも，遺伝子というより，社会環境の違いによるものであろう。

「生まれ」は「育ち」を通して

　以上をまとめれば，発達や知能，離婚，犯罪性向など，遺伝によって規定されている部分は確かにある。しかし，それらは，避けがたく運命づけられているというほどではない。一卵性双生児においても，おおむねその半分以上は環境の影響である。

　また受精卵からの発生や成長にも環境が影響している。「トンビがタカを生んだ」といわれるような潜在能力が優れた子がいたとしても，適切な教育環境のもとで能力が引き出されなければ，それが開花することはない。つまり生まれ（遺伝）は育ち（環境）を通して[3]発現するのである。

　また，肥満をはじめとする多くの疾患でも，社会環境の影響を受けている。そして，社会環境の変化後に，自殺，犯罪，人種間の身長格差などが抑制されたことが報告されているのである。

第1部のまとめ

　第1部では，「健康格差社会」に対し的確な処方箋を切るために，健康格差が生まれる機序について3つの角度から検討を加え，介入ポイントと介入可能性を探ってきた。

　ライフコース・アプローチ（第1章）では，成人期の健康には，成人期の生活習慣だけでなく，妊娠・新生児期・小児期から成人期に至る過程が影響していることを明らかにした。

　また，仕事と健康（第2章）では，長時間労働や職業性ストレスが，就労者の健康に影響していること，非正規雇用など雇用形態も，悪影響を及ぼすことなどを述べた。

　さらに，本章では遺伝と環境の影響について取り上げ，社会的弱者が生まれる一因として，遺伝は関与しているが，それだけで決まっていないことを明らかにした。育ち（環境）の影響は，全体としてみれば遺伝と同等以上にあると思われる。

以上の健康格差が生まれるプロセスを踏まえると、介入ポイントと対策としては、以下のようなものが考えられる。

まず、中高年期になってからの介入だけでは足りない。特に乳幼児・小児期の環境が重要と思われる。だとすれば親世代への所得保障をはじめとする所得の再分配を伴う社会保障政策、母子保健、就学前を含む教育政策などが重要となる。

職業性ストレスも健康に影響しているので、各人のストレス対処だけでなく、ジョブデザインなど職場での取り組みも重要である。また、国レベルの若年労働者の失業対策、非正規雇用と正規雇用の就学条件格差や長時間労働を是正する労働政策などが重要であろう。

これら環境への介入コストは大きい。しかし、次の理由から、介入を試みる価値も、それらが有効である可能性も高い。

第1の理由は、今回検討したすべてにおいて、遺伝だけでは決まっておらず、環境の影響を受けていることである。

第2は、遺伝子治療を広く普及させることの現実性への疑問である。遺伝子治療は、まだ発展途上である。ゲノムサイエンスが進むにつれ、（単一遺伝子でなく）遺伝的プログラムの重要性がわかってきている。これは、単一遺伝子による疾患に比べ、治療法の確立が難しいことを意味する。また、それが将来可能となるにつれ、（薬物療法の経験から推測すれば）おそらく思わぬ副作用も出てくるであろう。仮に将来、安全な遺伝子治療が確立されたとしても、問題はなくならない。それを多くの疾患それぞれの遺伝子に対して、しかも数千万人に、かつ安い費用で提供でき、倫理的にも受け入れられるのは、どれくらい先のことになるのであろうか。このように考えると、国民全体を対象にした健康づくり戦略として、遺伝子治療を中心に据えるのは現実的とは思われない。それと比べれば、環境への介入のほうが、よほど現実的ではあるまいか。

そして第3に、自殺や犯罪予防において環境への介入が期待できること、アメリカやイギリスにおける人種間の体格指標の一部で格差が縮小したことが、すでに示されているからである。

■文献
1) 榊佳之（編）：21世紀のキーワード—ゲノム・サイエンス—私たちの健康と生物の完全な理解を目指して．文部省科学研究費補助金，1997．
2) Alcock J：The Triumph of Sociobiology. Oxford University Press, 2001／ジョン・オルコック（著），長谷川眞理子（訳）：社会生物学の勝利．新曜社，2004．
3) Ridley M：Nature via Nurture：Genes, experience and what makes us human. Harper Perennial, 2003／マット・リドレー（著），中村桂子，斎藤隆央（訳）：やわらかな遺伝子．紀伊國屋書店，2004．
4) Leroi AM：Mutants：On Genetic Variety and the Human Body. Viking Penguin, 2003／アルマン・マリー・ルロワ（著），上野直人（監修）：人の変異—人体の遺伝的多様性について．みすず書房，2006．
5) 本橋豊，高橋祥友，中山健夫，ほか：STOP！ 自殺—世界と日本の取り組み．海鳴社，2006．
6) Gould S：Ever Since Darwin：Reflections in Natural History. Penguin Press Science, 1977／スティーブン・ジェイ・グールド（著），浦本昌紀，寺田鴻（訳）：ダーウィン以来—進化論への招待．早川書房，1995．
7) 池田清彦：遺伝子「不平等」社会—人間の本性とは何か．岩波書店，2006．
8) 日高敏隆：人間は遺伝か環境か？—遺伝的プログラム論．文藝春秋，2006．
9) Dawkins R：The Selfish Gene (30th anniversary edition). Oxford University Press, 2006／リチャード・ドーキンス（著），日高敏隆，岸由二，羽田節子，ほか（訳）：利己的な遺伝子（増補新装版）．紀伊國屋書店，2006．
10) Christensen K, Kyvik KO, Holm NV, et al：Register-based research on twins. Scand J Public Health 39 (7 Suppl)：185-190, 2001.
11) Fujino Y, Tamakoshi A, Iso H, et al：A nationwide cohort study of educational background and major causes of death among the elderly population in Japan. Prev Med 40：444-451, 2005.
12) 近藤克則：健康格差社会—何が心と健康を蝕むのか．医学書院，pp 48-57, 2005．
13) WHO：Preventing suicide. 2014.
http://www.who.int/mental_health/suicide-prevention/world_report_2014/en/（2016年9月26日最終アクセス）
14) Centers for Disease Control and Prevention：Leading Causes of Death by Age Group, Black Males-United States, 2013. 2015.
http://www.cdc.gov/men/lcod/2013/blackmales2013.pdf（2016年9月26日最終アクセス）
15) Wilkinson RG：Social cohenson and social conclift. Unhealthy societies：The Affictions of inequality. pp 113-172, Routledge, London, 1996.
16) 小宮信夫：犯罪は「この場所」で起こる．光文社，2005．
17) Banks J, Marmot M, Oldfield Z, et al：Disease and Disadvantage in the United States and in England. JAMA 295：2037-2045, 2006.
18) 厚生労働省：平成15年国民健康・栄養調査結果の概要について．2004．
http://www.mhlw.go.jp/houdou/2005/04/h0421-1.html（2016年9月26日最終アクセス）
19) 厚生労働省：平成27年国民健康・栄養調査結果の概要．2016．
20) Marmot MG, Syme SL, Kagan A, et al：Epidemiologic studies of coronary heart disease and stroke in Japanese men living in Japan, Hawaii and California：prevalence of coronary and hypertensive heart disease and associated risk factors. Am J Epidemiol 102：514-525, 1975.

第 2 部

根拠は十分か，
治療を試みるべきか

「価値判断」編

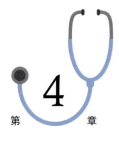

第4章 歴史に学ぶ

科学は理論・仮説に始まる

 理論に問題があるのか，方法に問題があるのか

　本書の目的は，「健康格差社会」への処方箋を示すことである。処方箋を切るべき病態・病理にあたる「(社会経済的階層間や地域間に)健康格差があること」や「(環境を含む) 社会経済的因子が健康に影響を及ぼす機序 (しくみ)」については，徐々に解明が進められている。だからこそWHOが，副題にthe solid facts (確固たる事実) とつけた「健康の社会的決定要因 (social determinants of health)」と題するレポート[1]や委員会報告書[2]を出し，総会決議[3]まであげるに至っている。

　WHOなどは，社会経済的因子が健康に影響を及ぼしていることが確かなので，大元の社会経済的因子を変えるべきだと考える立場である。

　しかし，異なる立場もありうる。「社会経済的因子に介入することで，そこに暮らす人々の健康状態を改善できるとは限らない。そこまでは，まだ十分に実証されてはいない。実証されてもいない理論・仮説に基づいて政策を練ることは非科学的であり，すべきでない」という立場である。果たして，どちらの立場をとるべきなのであろうか。

　科学は「理論・仮説」で始まる。そして，それと矛盾しない結果が蓄積されるにつれ「そうかもしれない」と受け入れられ始め，やがて裏付けとなる実証的根拠が膨大に蓄積されて，ようやく科学的な常識

(当たり前のこと) となる。

　一方で, 長年の努力にかかわらず, 理論から期待される成果を上げられなかったものもある。健康に関わる例でいえば, 健康教育による生活習慣病対策である。糖尿病や冠動脈疾患などの生活習慣病の原因は, 生活習慣が悪いことである。だから不健康を減らすためには生活習慣を変えてもらえばよい, という理論モデルに沿って, 健康教育などを通じて個人の自覚を促し「生活習慣を変える」努力がなされてきた。

　日本でいえば, 21世紀における国民健康づくり運動「健康日本21」(第1次, 2000〜2012年) で, 59項目の数値目標が掲げられ, 10年にわたって努力された。しかし, 健康日本21の最終評価 (2011年)[4] で, 目標が達成された数値目標が10項目あった一方で, 目標に近づくどころかえって悪化してしまった項目が9項目もあった。海外でも, 健常人を対象にした冠動脈疾患の一次予防を目指した14の研究 (対象者13万9256人, 追跡期間の中央値12か月) を集めて分析をした結果, 総死亡率の統合オッズ比 (起こりやすさ) は1.00 (95%信頼区間0.96〜1.05) で, 比較対照群と差がなく, 有用性は示されなかった[5] (ただし, 高血圧患者などに限定すると効果あり)。

　果たしてこれは,「個人の生活習慣の変容」をもたらす指導方法が未熟なだけなのか, それとも理論モデルに何か問題があるのだろうか。

　この問題は, 少し遠回りにみえても, 長い歴史的なスパンで考えて, 初めて答えがみえてくる。

地動説と錬金術

　ふだんの生活で「地球は丸い」とか,「地球は動いている」などと感じたことがあるだろうか。日常の経験に基づけば「地球は平面」であり,「動いているのは地球でなく太陽である」という地球観・宇宙観のほうが自然である。2004年の調査によると, 小学生の4割は

「太陽が地球を回っている」と答えたという[6]。子どものことだからと笑ってはいられない。2014年のTIME誌などによれば，アメリカの2200人を対象にしたアメリカ国立科学財団（National Science Foundation）の調査では，地球が太陽の周りを回っていることを25%が知らなかったが，これでも34%が知らなかったヨーロッパよりはよいという[7]。

だから「地球球体説」「地動説」などが提唱された当時の人々が，これらの理論・仮説を「バカバカしい」「非常識」と受け止めたのも無理はない。それらが科学的常識となるまでには，後述するように，100年単位の長い年月がかかっている。その間には，（観察された）事実に基づく論争や政治的・宗教的な弾圧も行われ，火あぶりの刑にあった人までいる。やがて多くの事実によって実証されて，ようやく，科学的には「当たり前のこと」として確立されてきた例である。

一方で，長年の試みでも実証されなかった理論・仮説もある。たとえば，「鉛などの卑金属から金などの貴金属を作りだすことができる」という錬金術である。中世ヨーロッパにまで強い影響力をもった古代ギリシャのアリストテレス（紀元前384〜322年）の理論に源をもつ正統な学問とされ，イスラム，西ヨーロッパ，インド，中国にまで広がった。万有引力を発見した，あのニュートン（1643〜1727年）も深く関わり，膨大な文献を残した。その発達の過程では，蒸留技術や火薬の発明がなされ，その成果は現在の化学に引き継がれた。しかし，長年の努力にもかかわらず「卑金属から化学反応で貴金属を作る」ことはできていない（ただし，時間とお金をかければ，放射線照射で水銀を金に変えることはできるらしい）。その結果，「錬金術」という言葉は，いまでは「あやしげ」「いかがわしい」という語感で使われている。

「健康格差社会への処方箋」のもとになる「社会経済的環境を変えることでそこに暮らす人々を健康にする」という治療理論は，やがて「地球球体説」「地動説」のように科学的常識となるのか，あるいは，努力しても報われない「錬金術」に終わるのか，果たしてどちらなの

であろうか。

「バカバカしいもの」として始まった新しい理論・仮説が受け入れられるまでには，どのようなプロセスや条件があるのであろうか。「愚者は経験に学び 賢者は歴史に学ぶ」（ビスマルク）という。本章では，地動説と進化論，そして WHO の健康政策を取り上げ，「歴史」を振り返り，この問題を考えてみたい。

地動説が実証されるまで

ガリレオの言葉「されど地球は動く」で有名な地動説が実証されるまでには，アリストテレスに始まり 1992 年に至るまでの長い歴史がある。

◆天動説

古代ギリシャのアリストテレスなどの宇宙観では，宇宙の中心には地球があって，そのまわりをドーム型の天球が回転していると考えられていた。ならば星の位置関係は不変のはずである。しかし，星空を観察し記録していると，そうでない星もあることが発見された。星座のなかで速さを変えたり，一時期だけ逆に動いたり（逆行）して，まるで惑っているようである。だから「惑星」と名付けられた。これは，1 つの天球を想定したのでは説明できない。そこで，一番外側の恒星球と太陽の間に惑星を運行させる天球を置くなど，説明理論に改良が加えられた。

これらの学説を集大成したのが，2 世紀のプトレマイオス（85～165 年頃）の『アルマゲスト』である。それによって（多少の誤差はあっても）惑星・月などの軌道計算もできた。それは，中世イスラム世界を経て中世ヨーロッパへ引き継がれ，およそ 1500 年にわたって権威をもち続けた。神が創造した地球が宇宙の真ん中に位置するという天動説は，アリストテレス哲学の流れを汲んでいた中世キリスト教神学にも受け入れられ，13 世紀から 17 世紀頃までは，カトリック教

会公認の世界観であった。

◆地動説という理論・仮説の登場

　地動説は，古くは紀元前にまで遡ることができるが，15世紀になってコペルニクス（1473～1543年）が改めて唱えたものだという。

　彼が地動説を唱えた理由は，暦にある。当時使用されていたユリウス暦には，4年で約44分の誤差があった[8]。この結果，暦のうえの季節と実際の季節に約10日のずれが生じていた。キリスト教では春分の日が移動祝祭日の計算基準日になっており，10日もずれているのは問題があった。この問題は300年間放置されていた。実はコペルニクスは，カトリックの司祭であった。彼にとって，正確でない1年の長さが使われ続けることは宗教的な理由から重大な問題だったのである。太陽を中心に置き，地球がそのまわりを1年かけて公転する地動説に基づき，1年を365.24～365.26日と算出した。その測定方法や計算方法をすべて記した著書『天体の回転について』を刊行したのは，死の直前1543年であった。

　一般に，新たな理論・仮説は，それまでの学説では説明しきれない現象を説明するために登場する。コペルニクスの時代には，プトレマイオスの天動説で説明できない天文学的現象は，ほとんど存在していなかった。コペルニクスの地動説は，「地動説でも説明できる」という理論書に近く，「純粋に数学的な仮定である」というただし書き付きで刊行された（これには迫害を恐れた印刷業者が付けたという説とそれへの反論がある）。

◆ガリレオの望遠鏡による実証

　地動説登場のもう1つの背景は，コロンブスの西インド諸島の発見（1492年）に代表される大航海時代である。15世紀中頃からヨーロッパ人がインドやアメリカ大陸などを目指して，何も目印のない大海原を航海するようになった。そこでは羅針盤（磁石の作用を用いて方位を知るコンパス）と星図を使って緯度を計測した。しかし，当時

の星表（星の位置などを記録したカタログ）には誤差が常にあった。これによっても，天動説のほころびが明らかになってきたのである。

　ガリレオ・ガリレイ（1564〜1642年）は，自ら改良した倍率20倍の望遠鏡を駆使して，多くの発見をした。代表的なのは木星に4つの衛星があることの発見である。これは，地動説への反論（もし地球が動くなら月は取り残されてしまう）への反論となるものだった。この観察結果をさっそく『星界の報告』（1610年）にまとめた。また，金星にも，月と同じような満ち欠けがあることを観測した。これは地球と金星の距離が変化していることを示す。ガリレオは，さらに太陽の黒点なども発見し，これらを総合してコペルニクスの地動説が正しいと確信したのである[9]。

◆されど地球は動く

　しかし，時代が悪かった。当時カトリック教会の影響力は大きく，聖書に書いてあることや教義と地動説は相容れなかった。1616年に，ガリレオはローマ教皇庁に呼び出され，「地動説を撤回すること。口頭でも著述でもいかなる方法であろうともそれを支持したり，教示したり，弁護したりしてはならない」と言い渡された。ガリレオは，地動説の主張を曲げなかったブルーノが1600年に火あぶりの刑に処せられたのを知っていた。彼は，同意し従うことを約束した。

　しかし，ガリレオはあきらめきれなかった。68歳になる1632年，5年近くの歳月をかけて書き上げた『天文対話』を出版した。そのなかでは，天動説と地動説と中立的意見を述べる3人の論者を登場させ，地動説は仮説として語らせる形にとどめてあった。しかし，カトリック教会は黙っていなかった。2月に出版された本は，7月には発行禁止となり，10月にはローマでの裁判への呼び出しを受けた。『天文対話』のなかで天動説を論じる者が，教皇をモデルにしており，侮辱しているとみなされたのである。また，宗教裁判の背景には，プロテスタントの反乱をきっかけに勃発した「最後の宗教戦争」とも呼ばれる三十年戦争（1618〜1648年）の影響もある。当時のカトリック

教会は，影響力の保持・回復を迫られていたのである。こうして1633年，3か月の裁判を経て，ガリレオは地動説が間違いであることを認め，あの有名な言葉「されど地球は動く」をつぶやくのである[9]。

◪さらなる実証

　地動説が，さらに科学的に実証され，完全に認められるには，300年以上かかっている。1つ目は，「年周視差」の実証である。地球の位置は夏と冬では違う。そのぶん，星の見え方が少しずれている。

　もう1つは，「光行差」と呼ばれるものである。地球は夏と冬ではちょうど逆方向に公転して（動いて）いる。そのため，夏に近づく方向にある星を基準にすると，冬にはそこから遠ざかることになる。

　地動説が正しければ年周視差があるだろうと，17世紀から予想されていた。だが「年周視差」も「光行差」も，なかなか実証されなかった。新説が実証されないのであれば，「天動説が正しい」とされたままでも当然である。実は，当時の観測技術では年周視差を測定できなかったのである。「光行差」の発見は1727年（『星界の報告』の1610年から100年以上あと），そして「年周視差」の発見は実に1838年（200年以上あと）のことである。こうして地動説の正しさが，ようやく科学的に証明されたのである。

　さらに続きがある。ローマ教皇庁ならびにカトリックが正式に天動説を放棄し，「ガリレオのほうが正しかった」と地動説を認めたのは，科学的に証明されてから150年以上も後，いまからわずか25年前の1992年のことである。ガリレオの死から359年後のことなのである。

　「地動説」を巡る顛末は，「バカバカしい話」として始まった理論が実証されて「当たり前の話」になるには，長い年月がかかること，測定技術の進歩により実証されることが必要なこと，社会や宗教界の動きと無縁ではなく，受け入れられるにはさらに長い年月が必要であることを教えてくれる。

⚖️ 進化論は仮説？

　地動説が例外的ではないことを，もう1つの例で確認しておこう。

　ダーウィンがいまからおよそ160年前の1859年に『種の起源』[10]で提唱した「進化論」も，世界に与えた衝撃は大きかった。「人間の祖先はサルである」というのだから。

　2004年にアメリカのCBS放送が行った世論調査では，回答者の55%は「神が人間を創造した」と答えていた。その後10年間に進化論を信じる人が増えたが，ピュー・リサーチ・センターが行った2015年の調査でも，4割のアメリカ人は「進化論」を信じていないという[11]。「人間がサルから進化してきた」というのは，いまだに多くのアメリカ人にとって，受け入れがたい話なのである。

◆発表を控えたダーウィン

　聖書は「神は万物の創造主」で，「人を創造したのも神だ」という。それに対し進化論は「自然淘汰が適者を創造する」「人間を作ったのは神ではない」という内容の主張を含んでいる。さらに，聖書によれば地球が誕生したのは6000～1万年前であるのに対し，ダーウィンが拠りどころにした地質学的記録では，どんなに短くても3億年以上[10]（現在の推計では約45億年）[8]の歴史が地球にはあるとしている。

　もし発表すれば，大きな騒ぎになる。そう考えたダーウィンは，『種の起源』の構想を1844年にはすでに覚え書きの形でまとめながら，発表をためらっていたのである[8]。同書の発表後，進化論の正しさを裏付ける古生物学をはじめとする科学的な知見は増え続けている。

◆アメリカでの進化論を巡る裁判

　今日に至るまで，キリスト教原理主義者はかたくなに進化論を拒絶している。アメリカでは，進化論を巡る裁判が3度も行われている[12]。

『種の起源』出版の64年後にあたる1923年当時，テネシー州，フロリダ州，オクラホマ州には，神による創世を否定する「進化論」を教えることを禁止する法律まであった。それを根拠に，テネシー州の学校で進化論を教えたとして高校教師が告発され，有罪判決が言い渡されている（その後，この法律は廃棄された）。

聖書の「創世記」に書かれている「神は7日間で世界を創造した」ことを信じる立場をクリエーショニズムという。1980年代にも，その声が再び大きくなった。アーカンソー州やルイジアナ州では，学校で「科学的クリエーショニズム」を教えることを要求する法律が成立した。その法律の是非が法廷で争われ，いずれも特定の宗教を支持するので憲法違反であると，結局は排除された。しかし，話はこれで終わらない。

◆インテリジェント・デザイナーと代替的な理論

驚くことに，アメリカでは21世紀になっても進化論を巡る論争があり，大統領まで絡んでいる。

保守派のキリスト教派は，新たに"インテリジェント・デザイン（知的な設計）"という概念をもち出し，ダーウィンの「進化論」を批判している。特定の宗教をもち出すと憲法違反とされるので，"神"という概念をもち出さないで"インテリジェント・デザイナー"という言葉を使うのである。また，「進化論」も排除せず，それに対する「代替的な理論（alternative theory）」として，公立学校で進化論と一緒に教えるべきだと主張しているという[12]。

「生徒はダーウィン理論とほかの進化論の間にあるギャップと問題について知るべきである。ただし『種の起源』は教えてはならない」という決議が2004年8月に，ある教育委員会で採択された。これを知った父母が教育委員会を訴え，この問題が法廷の場にもち込まれた[13]。しかも，当時のブッシュ大統領が「学校で進化論とインテリジェント・デザインを一緒に教えるべきだ」と語ったという。彼の支持者に保守派のキリスト教信者が多いことが，この発言の背景にある。

地動説と同様に進化論の例でも，やはり受け入れられるには長い時間がかかっている（「まだ受け入れられていない」というべきか）。科学に属する話でさえ，しかも21世紀においてさえ，客観的根拠に基づいた論争だけで理解が進むのではなく，宗教や政治の影響を色濃く受けていることがわかる。

WHOの健康政策

　健康（表4-1）は，立場の違いを超える（聖書を否定しない）価値である。では健康政策であれば，科学的根拠に基づき一直線に進歩するのであろうか。WHOの健康政策の歴史（表4-2）を振り返ってみると，その時代の社会・経済あるいは主義・主張の影響を色濃く受けながら，理論・戦略の見直しがされてきたことがわかる[14]。

◆ 1950年代：技術主義と特定の疾患キャンペーン

　まずWHO憲章（1948年）が制定された第二次世界大戦直後には，ファシズム（全体主義）への反省から基本的人権が重視されていた。だから，健康の定義（表4-1）にみられるように，身体的・精神的な

表4-1　WHO憲章における「健康」の定義（1946年承認，1948年発効）

> 　健康とは，完全な身体的，精神的および社会的福祉（social well-being）の状態であり，単に疾病又は病弱の存在しないことではない。到達可能な最も高い健康水準は，人種，宗教，政治信条，経済社会条件によって差別されないすべての人間の基本的権利のひとつである。
> 　Health is a state of complete physical, mental and social well-being and not merely the absence of disease or infirmity.
> 　The enjoyment of the highest attainable standard of health is one of the fundamental rights of every human being without distinction of race, religion, political belief, economic or social condition.

※定義の改正を巡る動向については下記を参照。
〔厚生省：WHO憲章における「健康」の定義の改正案について．1999．http://www1.mhlw.go.jp/houdou/1103/h0319-1_6.html（2016年9月26日最終アクセス）〕

表 4-2　WHO の健康政策の変化

1948 年	WHO 憲章：健康は身体的，精神的，社会的かつ人権
1950 年代	技術主義と特定の疾患キャンペーン（背景に東西冷戦や植民地独立運動）
1960〜70 年代	プライマリ・ヘルス・ケア（背景に社会連帯や福祉国家を求める勢力拡大）
1980 年代	選択的プライマリ・ヘルス・ケア（背景に新自由主義）
1990 年代	マクロ経済と健康に関する委員会（背景にグローバリゼーション）
2000 年代	「21 世紀のすべての人に健康を（Health for All in the 21st Century）」（背景として EU のほとんどの国に左派政権）
2005 年	健康の社会的決定要因に関する委員会
2009 年	WHO 総会決議「健康の社会的決定要因への働きかけを通じた健康格差の縮小」

側面だけでなく，社会的な側面も等しく重視され，基本的人権と認識されていた。

　しかし，1950 年代は東西冷戦や植民地独立運動の影響下で，社会的な側面や人権を強調することは，あまり好まれなかった。それに代わって重視されたのが，技術であり，マラリアや天然痘，結核など特定の疾患ごとの縦割りキャンペーンであった。背景には，抗菌薬などの技術的進歩もあった。植民地主義の影響もあり，発展途上国でも，宗主国である先進国のように，大きな費用がかかるにもかかわらず病院での治療的アプローチに関心が向けられていた。

◆ 1960〜1970 年代：プライマリ・ヘルス・ケア

　やがて人々は，先のアプローチでは，貧しい人たちや農村部の人たちの健康問題ニーズを満たせないことに気づいた。高度な技術や専門職よりも，地域住民参加型，エンパワメント（自己解決する力を引き出す支援）重視のプライマリ・ヘルス・ケアの流れが生まれた。

　それが結実したのが，アルマ・アタ宣言（1978 年）である。その

なかでは，保健・医療サービスの提供だけでなく，不健康の背景にある社会的，経済的，政治的な原因への対策を含む総合的な健康政策が必要であるとされた。スローガンは「すべての人に健康を（Health for All）」である。さらにこの流れはヘルスプロモーションへとつながっていった。この時代は，社会連帯や福祉国家を求める政治勢力が，力を伸ばしていた時期でもある。

◆ 1980 年代：新自由主義と選択的プライマリ・ヘルス・ケア

1980 年代になると，政治・経済の領域で，レーガン米大統領やサッチャー英首相に象徴される，「小さな政府が望ましい」「資源の配分は市場に任せたほうが効率的」「政府の介入は最小限に抑えるべき」などと主張する新自由主義が力をもち広がった。「包括的なプライマリ・ヘルス・ケア」は，費用がかかり政府の役割が大きいからと支持されなくなった。

そして，政府は，課題を選択し，最小限の関与をすべきとされた。保健政策のなかで最も重要な課題，たとえば母子保健などを選択してケアを提供することが，効率的とみなされた。市場が合理的に判断する個人を前提としているように，この時期の健康政策では，個人責任・自己責任を強調する傾向が強まった。

◆ 1990 年代以降──グローバリゼーション

ソ連の崩壊（1991 年）に伴い東欧諸国は経済危機に見舞われた。資本主義・市場の優位性が証明されたと，世界銀行や国際通貨基金によって，発展途上国に対しても新自由主義的な改革が推し進められた。民営化と市場経済へと向かう流れが，経済のグローバリゼーションの特徴であった。しかし，その結果もたらされたものは経済危機であり，東欧諸国のなかには，平均寿命が縮む国まで現れた。

一方，WHO の「マクロ経済と健康に関する委員会（the Commission on Macroeconomics and Health）」は，低所得者の不健康が，グローバル経済にとって損失であることを数字で示した。また費用効果

分析などにより，投資（費用）額以上の効果・見返りとしての健康というとらえ方で，政策関係者の関心を集めるのに成功した。

◩健康の社会的決定要因に関する委員会

1990年代以降「社会経済的因子による健康の不平等」についての研究が蓄積された。1990年代後半には，EU（欧州連合）のほとんどの国で左派政権が誕生した。WHOにおいても，とくにヨーロッパ地域を中心に，グローバリゼーションによる格差拡大への反動として公正・平等を求める声が大きくなった。そのスローガンが「21世紀のすべての人に健康を（Health for All in the 21st Century）」である。「健康の社会的決定要因」[1]という概念のもとに研究が集約され，いくつもの国が，健康の不平等を是正しようと政策を発表するようになった。これらの動きを受けて，WHOは2005年に，「健康の社会的決定要因に関する委員会」[2]を設置し，総会決議[3]まであげるに至った。

こうしてみると，WHOの健康政策も，科学的根拠に基づいて立案されるという面だけでなく，その時々の社会・経済・政治，主義・主張の影響を受けて，揺れ動きながら展開されてきたことがわかる。

⚖ 科学は，理論・仮説に始まる

「社会環境に介入することで，そこに暮らす人々の健康状態を改善できる」というのは，まだ理論・仮説かもしれない。しかし，科学的な常識は，すべて理論・仮説として始まっている。歴史を振り返ると，それが常識として受け入れられるまでには長い道のりと次の3条件が必要なことがわかる。

条件の1つは，理論・仮説が膨大な観察や実験などで実証されることである。それに要した時間は，コペルニクスからガリレオまででも約100年，「年周視差」の発見までには200年以上である。

2つには，ほかの領域における技術や科学の発展・成果である。大航海時代が天動説に疑問を提示し，ガリレオが望遠鏡を必要としたよ

うに，ほかの領域の発展が，新しい理論・仮説の必要を生み出し，実証を可能にする．その理論・仮説のスケールが大きければ大きいほど，広い分野の知見の統合が必要となる．進化論が，古生物学，地質学，博物学，遺伝学などを踏まえて生み出されたように，である．

3つ目は，その時代に影響力をもっている社会的・政治的・宗教的な勢力に受け入れられることである．ローマ教皇庁が地動説を認めたのは，ガリレオの死の359年後のことであった．また，進化論は，発表後およそ160年たった21世紀になっても，アメリカ大統領が科学的な常識だと明言できないのだ．WHOの健康政策も，その時代の社会・経済・政治的な影響を受けてきた．

歴史に学ぶ

これら3条件が必要であることは，取り上げた2つの例のほかにも，18世紀の発生学や19世紀の唯物論，人種差別論など多くの例が示している．

歴史に学ぶと，「科学とは，客観的な情報を収集し古い迷信を破壊しながら真理へと向かうゆらぐことのない行進，ではない．科学者は，普通の人間と同じく，その理論のなかに，その時代の社会的・政治的制約を無意識のうちに反映させ」ている[8]．100年といえば，長い時間である．しかし，地球の歴史からみれば4500万分の1であり地質学的にはほんの一瞬でしかない．

「健康自己責任論は（天動説のように直感的には正しくとも）一面しかとらえていない」こと，「社会環境に介入することで，そこに暮らす人々の健康状態は改善できる」ことが「当たり前」になるには，まだ相当な時間がかかるであろう．

■文献

1) Wilkinson RG, Marmot M：Social Determinants of Health；The Solid Facts 2nd edition. World Health Organization, Geneva, 2003/WHO 健康都市研究協力センター，日本健康都市学会（訳），高野健人（監修・監訳）：健康の社会的決定要因，第 2 版．健康都市推進会議，2004.
2) Commission on Social Determinants of Health：Closing the gap in a generation：Health equity through action on the social determinants of health. World Health Organization, 2008.
 http://whqlibdoc.who.int/publications/2008/9789241563703_eng.pdf（2016 年 9 月 26 日最終アクセス）
 日本語訳：http://sdh.umin.jp/translated/2008_csdh.pdf（2016 年 9 月 26 日最終アクセス）
3) WHO：RESOLUTIONS WHA62.14 Reducing health inequities through action on the social determinants of health. 2009.
 http://apps.who.int/gb/ebwha/pdf_files/WHA62-REC1/WHA62_REC1-en-P2.pdf（2016 年 9 月 26 日最終アクセス）
 日本語訳：http://sdh.umin.jp/translated/2009_wha.pdf（2016 年 9 月 26 日最終アクセス）
4) 厚生労働省：「健康日本 21」最終評価（概要）について．2011.
 http://www.mhlw.go.jp/stf/shingi/2r9852000001wfoo-att/2r9852000001wfr9.pdf（2016 年 9 月 26 日最終アクセス）
5) Ebrahim S, Taylor F, Ward K, et al：Multiple risk factor interventions for primary prevention of coronary heart disease. Cochrane Database Syst Rev 19（1）：CD001561, 2011.
6) 国立天文台：アストロ・トピックス No.058，2004.
 http://www.nao.ac.jp/nao_topics/data/00058.html（2016 年 9 月 26 日最終アクセス）
7) Grossman S：1 in 4 Americans Apparently Unaware the Earth Orbits the Sun. TIME, 2014.
 http://time.com/7809/1-in-4-americans-thinks-sun-orbits-earth/（2016 年 9 月 26 日最終アクセス）
8) Gould S：Ever since Darwin：Reflections in Natural History, 1977/スティーヴン・ジェイ・グールド（著），浦本昌紀，寺田鴻（訳）：ダーウィン以来—進化論への招待．早川書房，1995.
9) William RS, Mariano A：Galileo in Rome：The rise and fall of a troublesome genius. Oxford University Press, Oxford, 2003.
10) Darwin C：On the origin of species—by means of natural selection or the preservation of favoured races in the struggle for life. 1859/チャールズ・ダーウィン（著），八杉龍一（訳）：種の起源（上）（下）．岩波書店，1990.
11) 堀田佳男：米国で進化論を信じる人が過半数超え．日経ビジネスオンライン 日本経済新聞社，2015.
 http://business.nikkeibp.co.jp/atcl/report/15/246942/112400010/?rt=nocnt（2016 年 9 月 26 日最終アクセス）
12) 中岡望：アメリカにおける「進化論」を巡る論争再論（1）：ブッシュ大統領が「インテリジェント・デザイン」論を支持．2005.
 http://www.redcruise.com/nakaoka/?p=144（2016 年 9 月 26 日最終アクセス）
13) 中岡望：アメリカにおける「進化論」を巡る論争再論（2）：インテリジェント・デザイン論の背後にある宗教的，政治的，社会的な問題．2005.
 http://www.redcruise.com/nakaoka/?p=147（2016 年 9 月 26 日最終アクセス）
14) Commission on Social Determinants of Health：Action on the social determinants of health learning from previous experiences. WHO, 2005.

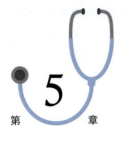

第5章 「遅ればせの教訓(レイト・レッスン)」に学ぶ

　前章では，現在科学的常識となっている考え方も，はじめは「仮説」として登場し，それが科学的な方法で「実証」されるまでに長い時間がかかることなどを紹介した。健康も，人々の行動も，社会的要因による影響を強く受けているという健康観や，WHOの健康政策は，地動説や進化論に匹敵すると考えて取り上げたが，「話題とすべきテーマが違う」と思われた読者がいたかもしれない。

　そこで本章では，高血圧治療や生活習慣病対策，水俣病やアスベストなど，健康や疾患に直結する例を補足する。それを通じ，「仮説」に基づいて試しに行われてきた（いる）治療法・予防法が少なくないこと，エビデンス（科学的根拠）として実証されるまでには数十年という長い年月が必要であることを明らかにしたい。

　そして，これらの歴史的事実を踏まえたとき，社会疫学が警告する劣悪な社会的環境が健康に及ぼす危険と，対策，その効果について，十分なエビデンスが確立されるまでの数十年の間，私たちはどのように対応すべきなのか。本章では，この問題を考えてみたい。

⚖ 高血圧治療の場合

　高血圧は，「痛い」「つらい」などの自覚症状がほとんどない疾患である。では，なぜ治療するのであろうか。「心臓病や脳卒中を予防するため」と，多くの保健医療関係者は，1950年代から住民や患者に

指導してきた。しかし，血圧を下げる治療によって循環器系の疾患が予防できるというエビデンスが確立したのは1990年前後である。そのことを知っている住民・患者が，どれほどいるだろうか。専門職のなかにも，「そんなに最近なの？」と思う人がいるかもしれない。

◆「高血圧は危険因子」も「血圧の正常値」も仮説だった

　高血圧に対する降圧薬という処方箋が確立するまでのプロセスを振り返ると，その第1ステップは「高血圧は危険因子」という事実の実証である。まず虚血性心疾患や脳卒中（以下，心・脳血管事故）の患者に高血圧の人が多いという現象に，臨床医たちが気づいた。そこから導かれた「仮説」が「血圧が高いと心・脳血管事故を招く」である。

　いまでは当たり前すぎて疑問すら湧かない人が多いだろう。しかし，これは必ずしも当たり前のことではない。医師は心・脳血管事故を起こした人を多く診ている。一方，高齢者になると，加齢に伴い血圧が上がる人は多い。だから，心・脳血管事故を起こしていない人の血圧も調べてみれば，実は同じくらい高血圧の人がいる。実際1960年代には「拡張期血圧が正常か，低ければ，収縮期高血圧は臓器障害の原因にはほとんどならない」といわれていた[1]。1990年頃の内科学の教科書にも「170 mmHg以上の収縮期血圧が持続する場合に薬物療法を開始」とか，「70歳以上なら収縮期血圧は150〜160 mmHgが降圧目標」と書かれていた。これらも実は「仮説」に基づく「血圧の正常値（の目安）」だったのである。

◆フラミンガム研究による疫学的な実証

　これらの仮説を実証するためには，心・脳血管事故を起こす前から血圧を測り，何十年も経過を観察して，血圧が高い人たちのなかから心・脳血管事故がより多く発生することを確認する必要がある。

　それを実証した疫学研究が，「危険因子（リスクファクター）」という言葉も生みだした有名なフラミンガム（Framingham）研究である。

表 5-1　血圧の国際的基準値の推移　　　　　　　　　　単位：mmHg

■古い基準（WHO, 1993年）			■新しい基準（WHO/国際高血圧学会, 1999年）		
分類	収縮期血圧	拡張期血圧	分類	収縮期血圧	拡張期血圧
正常血圧	140 未満	90 未満	至適血圧	120 未満	80 未満
境界域高血圧	140～160	90～95	正常血圧	130 未満	85 未満
軽症高血圧	140～180	90～105	正常高値血圧	140 未満	90 未満
中等症および重症高血圧	180 以上	105 以上	軽症高血圧	160 未満	100 未満
			中等症高血圧	180 未満	110 未満
			重症高血圧	180 以上	110 以上

　ボストン郊外にある人口2万8000人の町フラミンガムで30～62歳の住民5209人の追跡が始まったのは，第二次世界大戦後の1948年のことである[2]．やがて20年間の観察に基づき，収縮期高血圧例の全死亡および心血管死の危険度は正常高血圧例の2～5倍も高いと実証された[1]．その結果が明らかになるにつれ，拡張期血圧95 mmHg以上の高血圧の人が降圧薬を服用する割合は，1958～1960年の35%から1968～1970年の69%へと倍増した[1]．そして38年（対象者が68～100歳）に及ぶ追跡調査の結果，かつて「正常血圧」とされてきた範囲内であっても，血圧が高いほど心血管事故の危険率が高いことが明らかにされた[1]．つまり，それまでの「正常血圧」は「健康に至適」ではなかったのである．

　日本の久山町（福岡県）研究をはじめ，世界中で実証された根拠に基づき，かつての正常血圧の基準値も，140/90 mmHg未満から，現在の至適血圧120/80 mmHg未満まで引き下げられている（**表 5-1**）．

◆降圧療法の効果検証の必要性

　危険因子だとわかっても，それだけでは治療法の開発には十分ではない．たとえば，男性であることは脳卒中の危険因子だが，男性を女性にする性転換手術などは，一般的な介入策にできないだろう．つまり介入可能であることも必要である．

また，血圧の高い人たちにおいて，心・脳血管事故が多いことが確認されても，それが高血圧のせいではなく，第3の因子（たとえば遺伝子）が真の原因かもしれない．その場合には，血圧を下げても心・脳血管事故は減らない可能性がある．

さらに思わぬ副作用がみられることがある．たとえば，かつては心筋梗塞後の心室性不整脈が突然死の危険因子だというので，抗不整脈薬が使われていた．しかし，2309人を対象に3種類の抗不整脈薬を投与し平均10か月間観察したところ，不整脈は確かに減ったものの，突然死による死亡率がむしろ2.5倍（95%信頼区間：1.6〜4.5）に増えることが判明し，中止された研究もある[3]．つまり，それまでの多くの研究で「血圧の低下」や「不整脈が減った」という中間的な指標の改善を「効果あり」としていたが，心・脳血管事故の予防や死亡率の抑制など，最終的な目標にも改善がみられるとは限らないのである．

だから，対象をいくつかのグループに分けて，異なる薬（ときに偽薬）を飲んでもらい，降圧だけでなく疾患の発症率や死亡率などの長期治療成績を確認する大規模臨床試験が必要である．降圧療法についての大規模臨床試験であるSHEP[4,5]やSTOP[6]，MAPHY[7]の取り組みが始められたのは1980年代であり，それらの報告が発表されたのは1990年前後である．それはいまから25年ほど前のことである．私も1980年代の研修医時代に降圧薬を処方していたが，その頃には確立したエビデンスがなかったことになる．

「高血圧が危険因子である可能性が高いから治療すべきだ」という仮説を初めて検証したフラミンガム研究が着手された1948年以来，降圧療法によって心・脳血管事故が減ることが実証されるまでには，実に40年の歳月が必要だった．そして，それが完全に実証される何十年も前から，治療すべきと考えた医師たちにより治療は始められていたのである．

⚖️ 生活習慣・健康行動の変容の場合

　メタボリック・シンドロームが話題になるずっと前の 1980 年代，すでに高血圧や高コレステロール血症，肥満を招く生活習慣（食べ過ぎ，運動不足），喫煙などが，心・脳血管事故の危険因子であることはわかっていた。だから市民にそのことを教育して行動変容を起こしてもらおうとする取り組みが世界中でなされてきた。しかし，これも「仮説」に基づく取り組みである。「生活習慣に原因があるのだから，生活習慣を変えるべきだ」，したがって「そのことを国民に教育すれば，きっと生活習慣は改善し，疾患の発症率や死亡率を抑制できるはずだ」という理論仮説である。

◆死亡率抑制効果は実証されていない

　20 年以上の取り組みの結果，この理論仮説の前半部分の正しさは，繰り返し実証されてきた。しかし，「健康教育をすれば疾患の発症率や死亡率を抑制できる」という後半部分については，いまだにエビデンスは意外なほど乏しい。個々の研究のなかには，効果を報告しているものはある[8]。しかし研究論文を体系的に集めたシステマティックレビューでは，疾患の発症率や死亡率の抑制という最終目標における効果までは確立していない。

　たとえば，減塩指導には短期的効果はみられるが，指導後 4 か月以降になると収縮期血圧で 1.1 mmHg の下降にとどまり，6 か月以上の長期間観察では死亡率には有意差を認めなかった[9]。コレステロールを制限する食事指導でも[10, 11]，2 型糖尿病の食事指導でも[12]，健常人に対する虚血性心疾患の危険因子への介入策（禁煙，運動指導，体重コントロールなど）についても，死亡率の有意な減少までは認められていない[13]。

　これまでの高血圧対策や生活習慣病対策を振り返ると，公衆衛生・保健医療関係者は，実証的な根拠が十分に整うまで待つのではなく，理論仮説に基づき，よさそうな方法を試みつつ検証を重ねてきた歴史

がある。だから、公衆衛生とは「科学，技術および信念の組み合わさったもの」[14]と定義できるのである。

◆水俣病の場合

歴史を振り返ってみると，根拠が確立する前から手だてをとった例ばかりではない。逆に，科学的根拠が十分ではないとして，対応を先延ばしにしたために，健康被害が大きくなった公害の歴史もある。その代表例が水俣病である[15]。

◆漁業被害は30年以上前から

1956年4月21日に，5歳の女の子が新日本窒素（のちにチッソ）水俣工場附属病院の小児科を受診した。主訴は，歩行障害，言語障害，狂躁状態などの脳症状である。その後1週間に，2歳の妹や隣家の5歳の女の子が入院したことをきっかけに「原因不明の中枢神経疾患が多発している」と水俣保健所に報告された。この1956年5月1日が，水俣病の公式発見の日である。

水俣工場が完成したのは，1908年である。その17年後の1925年には，漁獲量が減ったという訴えに対して，漁業組合への1度目の漁業補償がなされている。その条件は「永久に苦情を申し出ない」ことであった。さらに被害が拡大したため，1943年に2度目の漁業被害補償がなされている。つまり，公式発見（1956年）の30年以上前から，工場の側も排水に原因があることをうすうす認めていたのである。しかし，3度目の補償交渉に対しては相手にしなかった。その言い分は「科学的でない」「資料に乏しい」であった。

◆「原因物質がわからなければ……」で被害拡大

公式発見の翌年（1957年）2月までに，工場からの排水中の物質による中毒である可能性が疫学調査で明らかとなった。同年2月26日の水俣病医学研究報告会では，それまでにわかった事実に基づいて「水俣湾内の漁獲を禁止する必要がある」と結論づけられた。しかし，

禁止はされなかった。その理由は「原因物質がはっきりしないから」であった。

排水中には9種類以上の有毒物質が含まれていた。当時，有機水銀以外にマンガン説も有力で，数回にわたる水俣病医学研究報告会において，徐々に有機水銀中毒の可能性が高まった。が，そのような発言は学者のすることではないとたしなめた教授がいたこともあり，工場の排水を犯人と指摘することはできなかった。この間に，工場は排水路を変更し，被害は拡大した。

◆原因物質の解明まで

原因物質の解明の1つの手がかりは，イギリスで1937年に起きた工場労働者の有機水銀中毒である。ラットやサルにメチル水銀化合物を投与すると，同様な神経障害を起こすと1940年に報告された。報告の14年後にあたる1954年に1人死亡し，解剖されて病理所見も追加された。やがて有機水銀中毒は，報告者の名をとりハンター・ラッセル症候群と呼ばれることになる。

水俣病患者の所見がそれと一致すること，湾内の泥土や魚介類に多量の水銀が検出されたこと，その地理的分布が工場排水口付近を頂点としていたこと，住民の毛髪中からも大量の水銀が検出されたこと，などが判明した。これらが出揃った1959年7月，水俣病医学研究班はようやく次の結論に達した。「水俣病は，現地の魚介類を摂取することによって惹起される神経疾患で，魚介類を汚染している物質として水銀がきわめて注目される」と。

これらを受けて，厚生省食品衛生調査会常任委員会は，同年11月12日，原因物質は有機水銀であると厚生大臣に答申した。これが，原因物質が公的に確認された日である。しかし，その翌日，なぜか同調査会の中毒部会は，厚生大臣によって解散を命じられた。

その後，企業側の非協力，データの隠蔽，チッソ側に有利な論文発表（チッソに対する謝辞までついた）など，いくつもの障害を乗り越え，工場からの排水中に含まれたメチル水銀化合物が原因物質である

ことが突き止められた。それは，1963年2月のことである。患者の公式発見の日から，丸7年かかっていた。

◆患者の苦難は続く

　チッソは，1959年当時，患者に対して，少額の見舞金契約で済ますことに成功した。その論拠は，先の厚生省食品衛生調査会の見解で確認されたのは，原因物質が有機水銀ということだけであり，工場排水との関連は特定されていないことである。しかも，その契約文には，「今後水俣病の原因がチッソにあるということがわかっても，補償金の再請求は一切行わない」とあった。

　のちに胎児性水俣病とわかった子どもたちは，魚介類を食べていないという理由で，脳性麻痺と診断されていた。だから，補償金の対象外であった。「死ねば（解剖できるので）わかる」と言われ，実際2人の胎児性の患者が死ぬまで水俣病とは認められなかった。しかも，その後も認定を受けるまでに，長い者では9年もかかったという。

◆政府の公式見解と不顕性水俣病の発見

　1965年新潟で第2水俣病が起きた。水俣の経験も生かされ，2年後には昭和電工の工場排水が原因と特定された。新潟の患者・家族たちは，昭和電工を相手取って訴訟を起こし，水俣の患者たちとともに，政府に公式見解を発表するよう陳情した。その結果，「（工場の）排水が中毒発生の基盤」という政府見解が出たのは1968年のことである。水俣病が公式発見されてから12年，原因物質が特定されてから5〜6年後のことである。

　この政府見解を受けて，水俣病訴訟が1969年に提訴された。その後，急性中毒による重症例とは異なる，慢性中毒による不顕性水俣病患者が少なからずいることが判明した。しかし患者認定審査会の答申に基づき「認定しない」旨の県からの通知や，それへの不服申請，環境庁長官による県の処分の取り消しなどの紆余曲折があった。

◆被害の拡大を招いたもの

21世紀になっても、水俣病は終わっていない。2004年10月、水俣病の被害を拡大させた国と県の責任を明確に認めた関西訴訟最高裁判決が出された。2006年にも約4000人が「認定」を求め、環境相の懇談会が開かれた（2006年12月6日付朝日新聞）。患者の公式発見からでも50年、最初の漁業補償からであれば80年たっても解決していないのである。

水俣病に関わり続けた原田正純医師は、次のように述べている。無機水銀がどういうプロセスで有機化するのか、64種類以上ある有機水銀のうちどの成分が脳や神経を侵すのかなど、「医学的研究においては未解決の問題はつねに残るし、ある事実が99％確実であっても、1％の疑問が残れば、研究者の態度としては、その1％に取り組まなければならないものである。しかし、その1％の未知の部分が、責任をとらない企業の、あるいは行政の口実になってはならない。未解決の問題がはっきりするまでその責任をとらないというやり口は、被害をさらに拡大する」[15]と。

「遅ればせの教訓」

ヨーロッパも、この100年間に多くの健康被害や環境問題を経験している。放射線、ベンゼン、アスベスト、PCB、二酸化硫黄、狂牛病（BSE）、オゾン層の破壊など、14の事例検討を踏まえて、欧州環境庁（European Environment Agency）が、環境レポートをまとめている。そのタイトルが「Late Lessons」（レイト・レッスン）、すなわち「遅ればせの教訓」である[16]。

◆行動を起こすのが遅すぎた

それを読むと、水俣病が、決して例外でないことがわかる。早期の警告（漁業被害）から数十年に及ぶ健康被害を招いた点も似ている。取り返しのつかない被害を止めるのに「行動を起こすのが遅すぎた」

という教訓も共通している。

　たとえば，レントゲンがX線に関する報告をしたのは1895年である。翌年1896年には，放射線の過度な被曝に対する警告が出されている。そこには「遅すぎると後悔することになるかもしれない」と述べられているという。その後，妊娠中の検診（骨盤計測）と小児白血病の関連の報告（1958年）などを経て，国際放射線防護委員会が3原則〔正当化（有益性），最適化，線量限度〕を確認したのは，早期警告の81年後，1977年のことであった。アスベストの例では，1879年に採掘が始まり，1898年には工場監督官が「悪魔のような影響」を警告している。しかし，EUがアスベストを禁止したのは，その100年後のことであった。

◆ 12の遅ればせの教訓

　これらの事例検討から欧州環境庁は，将来に向け，12の教訓を引き出している（表5-2）[16]。予防原則からみると，科学的な知識が不十分な段階で判断を求められることがしばしばあること，早期警告が政策策定者に無視される理由には，短期的な経済利益，政治的介入が関

表5-2　12の遅ればせの教訓

1. 不確実性のみならず，無知にも配慮する
2. 「早期警告」のための研究と観測・追跡
3. 科学的知識にある「盲点」と欠落を見つけ出して指摘する
4. 異なる分野間で学び合うための障害を特定しそれを減らす
5. 現実の世界の状況が完全に考慮されることを保証する
6. 主張されている「是」と「非」の内容を系統的に検証し正当性を判断する
7. 代替案を吟味し，堅実で，多様性があって適用可能な解を推進する
8. 関係する全分野の専門家のみならず，「普通の人」と地域の知識をも用いる
9. より広い社会的利益と社会的価値を考慮する
10. 経済的政治的利益から規制の独立性を保つ
11. 調査と行動に対する制度的障害を特定し減らす
12. 分析による麻痺に陥らないようにする

〔European Environment Agency：Late lessons from early warnings：the precausionary principle 1896-2000, 2001／欧州環境庁（編集），松崎早苗（監訳）：レイト・レッスンズ—14の事例から学ぶ予防原則．七つ森書館，2005〕

連していた例がいくつもみられること，科学だけに頼っていては子孫の未来はないこと，科学者でない人々の深い知恵と勇気ある行動が重要であることなどを指摘している。これらは，水俣病，そして「健康格差」にもあてはまる教訓であろう。

実証されるのを待つべきか

　社会経済的に劣悪な環境が，不健康の危険因子であることは，すでに社会医学や社会疫学によって十分に実証されている。そして，社会の格差が拡大すると，信頼や人々のつながりなどのソーシャル・キャピタルを切り崩して，そこに暮らす人々のストレスを高め，健康に悪影響を及ぼす。そんな「格差拡大の危険」に関わる早期警告も，すでに発せられている。一方，どのような社会環境への介入が，実際にどのような効果をもたらすのかという側面については，まだ初期的な報告に留まり，多くは理論仮説レベルにとどまっている。

　このように危険因子が解明され，早期警告も出されているが，治療に関するエビデンスは足りないという状況のとき，歴史的教訓を学んだ私たちは，どのように対応すべきであろうか。

　大きくは2つの選択肢がある。1つは，「行動を起こすのが遅すぎた」とならないように，よさそうなことをいろいろ「試み」「評価する」ことである。これまでも仮説に基づいて高血圧や生活習慣病対策に取り組んできたように。もう1つは，エビデンスが不十分であることを理由に「何もしない」ことである。

　公衆衛生・保健医療関係者の多くは，人の生命など「取り返しがつかないこと」に対して，信念をもって，予防原則で対応してきた。そのうえで，研究と観測・追跡調査を継続し，仮説を検証してきた。「是」と「非」の主張内容の系統的な検証である。ただし，分析麻痺に陥らず，経済・政治からの独立性を保ちつつ，専門家だけでなく「普通の人」の知識をも用い，より広い社会的利益と社会的価値を考慮すべきである。それが「遅ればせの教訓」に込められた人類の知恵である。

■文献
1) 築山久一郎，大塚啓子：Framingham 研究―50 年にわたる大規模調査成績からの理にかなった教訓．薬理と治療 29：513-521，2001．
 http://www.lifescience.co.jp/yk/jpt_online/framingham/index.html（2016 年 9 月 29 日最終アクセス）
2) 寺本民生：メタボリックシンドロームに関するコホート研究 Framingham Heart Study（FHS）の先駆的役割．日本臨床整形外科学会雑誌 64：50-58，2006．
3) Preliminary report：effect of encainide and flecainide on mortality in a randomized trial of arrhythmia suppression after myocardial infarction. The Cardiac Arrhythmia Suppression Trial（CAST）Investigators. New Eng J Med 321：406-412, 1989.
4) Hulley SB, Furberg CD, Gurland B, et al：Systolic Hypertension in the Elderly Program（SHEP）：antihypertensive efficacy of chlorthalidone. Am J Cardiol 56：913-920, 1985.
5) Borhani NO, Applegate WB, Cutler JA, et al：Systolic Hypertension in the Elderly Program（SHEP）. Part 1：Rationale and design. Hypertension 17：II 2-15, 1991.
6) Dahlöf B, Hansson L, Lindholm L, et al：STOP-Hypertension―preliminary communication from the pilot study of the Swedish Trial in Old Patients with Hypertension. J Hypertens Suppl 5：S607-610, 1987.
7) Wikstrand J, Warnold I, Olsson G, et al：Primary prevention with metoprolol in patients with hypertension. Mortality results from the MAPHY study. JAMA 259：1976-1982, 1988.
8) Anthonisen NR, Skeans MA, Wise RA, et al：The effects of a smoking cessation intervention on 14.5-year mortality：a randomized clinical trial. Ann Intern Med 142：233-239, 2005.
9) Hooper L, Bartlett C, Davey Smith G, et al：Systematic review of long term effects of advice to reduce dietary salt in adults. BMJ 325：628, 2002.
10) Tang JL, Armitage JM, Lancaste T, et al：Systematic review of dietary intervention trials to lower blood total cholesterol in free-living subjects. BMJ 316：1213-1220, 1998.
11) Hooper L, Summerbell CD, Thompson R, et al：Reduced or modified dietary fat for preventing cardiovascular disease. Cochrane Database Syst Rev 16（5）：CD002137, 2012.
12) Nield L, Moore HJ, Hooper L, et al：Dietary advice for treatment of type 2 diabetes mellitus in adults. Cochrane Database Syst Rev 18（3）：CD004097, 2007.
13) Ebrahim S, Taylor F, Ward K, et al：Multiple risk factor interventions for primary prevention of coronary heart disease. Cochrane Database Syst Rev 19（1）：CD001561, 2011.
14) Last JM：A Dictionary of Epidemiology. Oxford University Press, 1995/日本疫学会（訳）：疫学辞典．第 3 版．日本公衆衛生協会，2000．
15) 原田正純：水俣病．岩波書店，1972．
16) European Environment Agency：Late lessons from early warnings：the precautionary principle 1896-2000, 2001/欧州環境庁（編集），松崎早苗（監訳）：レイト・レッスンズ―14 の事例から学ぶ予防原則．七つ森書館，2005．

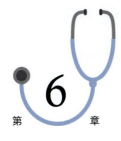

第6章 社会保障は経済を停滞させる？

事実か仮説か

　社会階層が高くても低くても，同じ人権をもっており，生物学的にも同じヒトである。それにもかかわらず，ある社会的環境に置かれた一部の人たちの健康が損なわれる「健康格差」がある。このことは，生物学的には「避けられる死（avoidable death）」が，社会の特定の環境のなかにある不公正（unfair）を意味する。

　人道的立場あるいは公衆衛生の立場からみれば，それを避けるために，たとえ介入効果までは実証されていなくても，よさそうなことを試みるべきだと考えられる。そこで，次章から始まる第3部では，社会保障制度の拡充をはじめとする対策・政策（処方箋）を示したい。しかし，その前にもう1つ検討しておくべきことがある。

　それは社会保障制度の拡充による「副作用」である。世のなかにはいろいろな人がいて，立場が違うと意見も違う。後述のように，経済成長を重視する立場からみると，「生活保障があるために怠惰になったり，資源を浪費したりする」という[1]。果たして社会保障の拡充は「予見できる副作用」が大きいので，保障の水準が低いほどよいのだろうか。多面的に検討してみたい。

⚖ お金持ちには不合理な社会保障？

　社会保障制度は，お金持ちからみると不合理な（道理・理屈に合っていない）制度である。なぜなら，その財源は，社会保険であれ税金

であれ,お金持ちほどたくさん負担する累進制だからである。しかもそれは,強制的に徴収される。

一方,十分な資産があるお金持ちなら,公的年金制度などなくても,老後の生活資金に不安はない。さらに,お金持ちほど病気をする確率は低い。仮に病気や要介護状態になっても,全額自己負担で大丈夫である。だから,社会保険など必要ない。なのに,法律で強制加入と決められ,強制的に社会保険料を徴収され,脱退する「自由」すら制限されているではないか。

しかも,お金持ちは誰のために負担をしているのか。健康保険でいえば,病気がちな低所得者層のためである。年金でいえば,働き盛りのときに貯金をせず(できず),老後の生活資金が足りない人たちのためである。税金は,生活保護の給付費の財源となる。つまり,お金持ちからみれば,低所得の人たちの医療や生活保障のためにお金を取られている。これが,社会保障制度の拡充によってもたらされる「所得の再分配」である。

なるほど,お金持ちの立場から眺めてみると,所得の再分配を伴う社会保障制度は,彼らにとっての経済的合理性(損得勘定)に欠け,その拡充はうれしくないものなのだ。「健康自己責任論」の背景の1つである。

格差の拡大は必然?

フランスの経済学者トマ・ピケティによる著書『21世紀の資本』[2]が話題となった。2013年にフランス語で出版され,2014年に英語訳版が発売されるや半年で50万部のベストセラーとなり,日本でも同年に翻訳され大ヒットした。

世界中の200年以上のデータを分析した結果,資本収益率(r)は経済成長率(g)よりも大きい。つまり資本を持つ者は,持たざる(労働)者よりも,早く大きな富を手に入れられる。それを放置すれば格差拡大は必然とピケティはいう。

⚖️ 社会的・政治的視点から

　社会格差が拡大すると，治安が悪化し，社会が不安定になるのは，歴史上の話だけではない。2006年2月，お隣の中国で，ある会社の会長が乗ったベンツが，覆面の6人の男たちに襲われた。だが会長は無事だった。ベンツには雇われたガードマンが2人も乗っていたからである。犯人を捕まえてみると，解雇されて恨みをもった元社員が雇った暴力団関係者であることがわかった。中国で急成長したビジネスの1つが，ガードマン派遣業だという。2005年末の中国の警備員は政府系だけで102万人。1年間で17%も増えた。背景には，すごい勢いの経済発展で拡大した貧富の差がある。「豊かな人間が恨まれる時代が来た」のである[3]。

　先進国でも例外ではない。ヨーロッパでいえば，2005年にフランスで起きた暴動事件である。2005年10月27日にパリ郊外で，北アフリカ出身の若者が強盗事件を捜査していた警官に追われ，逃げ込んだ変電所で感電死した。これをきっかけに，移民の若者たちが消防士や警察に投石する，車に放火するなどの暴動が起きた。その背景には，移民たちが貧困と高い失業率（地区によっては40%）に苦しみ，将来への展望がもてないことがあった[4]。2016年3月22日，厳重な警戒中にもかかわらずブリュッセルで連続テロ事件が起きた。その犯行声明を出した過激派組織イスラム国（Islamic State）に加わる移民たちは，格差拡大の影響を受けているという指摘は多い[5]。

　アメリカをみても，貧困層への所得分配の少ない州ほど殺人事件の発生率は高い（図6-1）[5]。イラク戦争の発端となった9.11同時多発テロの背景として，アメリカ主導のグローバリズムによって拡大した経済格差や，途上国の貧困を指摘する声も多い。格差拡大という背景があったからこそ，格差是正を訴えたウォール街の占拠運動が起き，2016年のアメリカ大統領選挙でも格差是正を主張するサンダース上院議員が若者から強い支持を受けて民主党予備選挙で健闘した。

　日本でも，外務省はテロを助長する要因への対策として「開発途上

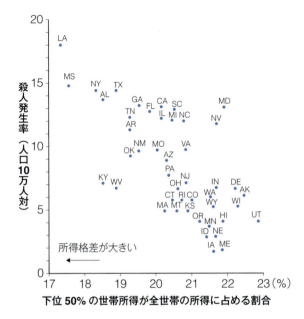

図 6-1 アメリカにおける各州の所得格差と殺人発生率の関係
左にいくほど低所得者層の所得が低く，所得格差が大きい。
図中のアルファベットは州名の略称。
(Wilkinson RG：Social cohesion and social conflict. Unhealthy societies：The Afflictions of inequality. pp 113-172, Routledge, London, 1996)

国の貧困削減」をあげている[6]。また，子どもの貧困が広がり，深刻度ではアメリカを上回る水準に達したことを受けて，政府は「子どもの貧困対策会議」を設置した。

つまり，歴史上だけでなく，現代の先進国においても，貧富の差が拡大してある限度を超えると，犯罪が増えたり，暴動やテロが起きたり，教育を受けられない子どもが増えたりして，政府も対策をとらざるをえなくなるのである。

⚖ 行動経済学的視点から

次に，行動経済学の視点からみてみよう。これは，人がどのような行動をとるのか，なぜそうするのか，行動の結果何が生じるのか，といったテーマに取り組む経済学である[7]。「実験は不可能」といわれていた経済学において，実験的な手法による経済理論の仮説検証にも取り組んでいる[8]。先駆者であるカーネマンとスミスが2002年にノーベル経済学賞を受賞し注目を浴びた。

◆最終提案ゲーム

「最終提案ゲーム」とよばれる実験がある[7]。あなたは1000円を渡され，見知らぬ誰かと分けるようにいわれる。全額自分のものとしてもよいし，一部を相手に渡してもよい。ただし，相手には拒否権がある。あなた（提案者）の提案に，相手（応答者）が同意してくれれば，その額を分け合うが，拒否されると2人とも何ももらえない。

相手（応答者）は，拒否すればゼロ，同意さえすれば元手なしでいくらかはもらえる。すなわち，少額であっても提案に同意したほうが得である。だから，提案者は最少の1円を提示するのが経済合理性にかなっている。しかし，数多くの実験の結果では，提案額の平均は450円だという。大半の人は300〜500円（総額の30〜50%）を提案し，300円以下の提案だと半分は拒否されるという。

最終提案ゲームに参加する提案者と応答者の行動選択の動機を探ってみると，利得（得られる利益）を最大化することだけでは説明できない。公正さを求め，不公正な提案者を処罰したいという感情もある。つまり，人間は，経済合理性だけでは判断し行動しないことがわかってきているのである。

◆協力と文化・進化

4大陸にまたがる15民族の小規模社会で同じ実験をしてみると，提案されるのは総額の25〜57%だったという[7]。先進国における

30〜50％に比べ，バラツキが大きい。比較分析してみると，家族以外の人たちとの協力や市場での売買が日常的に行われている社会ほど，提案額は高くなる。また「経済学を学ぶほど利己的になる」ことを示唆する結果も得られている。

協力と人類の進化との関係も研究されている[7]。「協力的」な集団は，「非協力的」な集団よりも，自然・社会環境の変化に適応しやすく，生き残ること（生存）に有利となる。合計特殊出生率の低迷が続く日本は，いよいよ人口減少時代に入った。このままいけば，2010年の1億2806万人（国勢調査）から2110年には3087万人と，100年で現在の24％の水準にまで人口が減少すると推計されている[9]。男性が育児に「非協力的」なまま（にならざるを得ないの）では，社会環境の変化に適応できず，社会が持続不可能なことを示しているのではないか。

行動経済学でわかってきたことは，新古典派経済学が前提としている「合理的で利己的な経済人」など，現実にはほとんどいないこと，経済は「勘定」でなく「感情」で動いていることである[7]。人間は，損得だけでなく公正さも求め，生き残るために協力もする。そして，協力の度合いには，文化や教育，進化（環境変化への適応）も影響しているのである。

正義論の視点から

公共政策には，人々が何をもって公正・公平・正義とみなすかが大きく影響する。「正義論」で有名なロールズは，人々が社会のなかにおける自分の位置（階級や社会的身分）や資産や能力を知らない「無知のヴェール」で覆われている状態で，基本財（所得，富，機会など）の配分を判断すべきだとした。その結果，「社会のなかで一番恵まれない人々に大きな利益をもたらすものでなければならない」としたという[10]。

しかし，これでも足りないと批判したのが，ノーベル経済学賞を受

賞したアマルティア・センである。彼は，基本財の平等だけでは足りず「価値ある生き方を選択する自由」の平等で評価すべき，と主張する[10]。基本財があったとしても，高齢者や障害者の場合のように，それを活用することが困難な人々がいることを指摘したのである。

2人の意見は，恵まれない人たちにより多くの基本財や自由を保障すべきだという点で一致している。

勝ち組をも不幸にする格差拡大社会

格差が拡大する社会においては，「勝ち組」は恩恵を受けるだけでなく，不幸に巻き込まれる可能性も高くなることも指摘しておきたい。

第1は，勝ち続けるための不健康である。競争が激しい格差社会では，「今日の勝ち組」が「明日も勝ち組」という保証はない。明日も勝ち続けるための努力がいる。格差が大きい社会になるほど，そして成果を問われるほど，家庭生活を犠牲にしてでも，競争に勝とうとする。そうしなければリストラ（整理解雇）にあう恐れがあるからだ。そのストレスや「自主的な」長時間労働で，心身の健康は蝕まれるであろう。

第2に，社会や職場のまとまりが切り崩される点である。格差が大きいと，社会・組織のまとまりが悪くなる。たとえば，正規労働者と非正規労働者との労働条件の格差が大きいと，職場がギスギスして，協力や支援を受けにくくなる。

第3に，勝ち組の子どもが勝ち組になる保証はない。ビジネスマンが読む「エコノミスト」誌が，「娘，息子の悲惨な職場」という特集を8回も組んでいる。最近話題の「老後破産」の原因の1つも，子どもの引きこもりやニート（p.171）の長期化である[11]。

第4に，p.81で述べたように，治安が悪化し，犯罪に巻き込まれる危険が高くなる。

第5に，合わせて5951万人を追跡した9つの縦断研究データをま

とめて分析した結果，ジニ（Gini）係数（所得格差）が大きい国ほど，高所得者も含めた国民全体の死亡率が高いことが報告されている[12]。これは根拠に基づいた医療（EBM）でいうエビデンスのレベルが最も高いとされるメタ分析の結果である。

これらを考えると，格差が大きすぎる社会は，「勝ち組をも不幸にする社会」である。

歴史的視点から

世界には，190あまりの国がある。そのうち，先進国とよばれる国々には，例外なく社会保障制度がある。いったん社会保障制度ができた国のなかで，一時的に保障水準が抑制されることはあっても社会保障制度が廃止された国はない。まだ100年余りだが，これまでの歴史からすれば，社会保障の拡充の方向へと歴史は進んできたようにみえる。そこには何かしら必要性や有用性があるのではないか。

たとえば，貧困を放置すれば，そのなかから犯罪に手を染める者が現れ，治安が悪化する。犯罪組織が大きくなれば，組織的なテロリズムの母胎ともなる。深刻な貧困が長期間に及び，「もはや失うものはない」という群衆が生まれれば，暴動や略奪，農民一揆も起きた。

世界初の社会保障（社会保険）制度がドイツで生まれた背景には，社会主義運動があった。当時，近代資本主義の成立とともに富を蓄積する資本家たちと，都市に集中し住宅難や貧困などにあえぐ労働者階級との間で緊張が高まった。統一ドイツ帝国の宰相ビスマルクは，社会主義者鎮圧法（1878年）で労働運動を厳しく弾圧する一方で，1880年代に疾病保険，労災保険，退職年金などを次々と創設して，労働者の懐柔を図った。これが有名な「アメとムチの政策」である。

アリストテレスが次のように言っているそうだ。「貧困は革命と犯罪を生む親である」。歴史的にみれば明らかである。格差拡大の放置によって生まれる貧困を予防することで，社会を安定させる装置として，社会保障制度は生まれたのだ。

⚖️ マクロ経済的視点から

　国レベルで考えるマクロ経済の視点からも，社会保障には，積極的意義がある。

◆産業政策としての社会保障分野

　2011年の「平成23年産業連関表」[13]によれば「医療・福祉」部門の国内生産額は約60兆円（全体の6.4％）で，35部門中4番目に大きい。2005年に比べた増加率も20.0％と全産業の平均（-3.3％）を大きく上回り，全体のなかで3番目に高い。

　次に，経済波及効果をみてみよう。まず生産誘発効果（ある産業の需要増加が産業全体の生産を誘発する効果）の総波及係数（効果が大きいほど数字が大きくなる）は，社会保障分野の社会保険事業（国公立），医療（医療法人等），介護（居宅），保健衛生，社会福祉（国公立）すべてで4.3557～4.4329と，公共事業の4.1544を上回る。雇用誘発効果でも，公共事業の0.0972（人/百万円）に対し0.1096～0.2636と上回っている[13]。高齢者は産業の少ない地方に多いことと，地方における年金を元にした消費，医療・福祉施設による消費や雇用の創出があることを考えると，「社会保障部門は地域経済の活力維持にも大きな役割を果たしている」といえよう[14]。

◆ビルトイン・スタビライザー

　社会保障は，3つの面から市場経済を補完している[14]。第1に，所得保障や雇用で，内需の創出をしている。第2に，労働能力を回復・再生産することで，労働力の確保を行ってきた。第3に，失業保険に代表されるように，急激な変化から一時的に救済することでセーフティネット（安全網）の機能を果たしてきた。これにより産業構造の転換や景気循環を伴う経済の拡大を，相対的に少ないコストで実現できた。

　社会保障は，市場経済と一体となって景気や社会システムを安定さ

せる，ビルトイン・スタビライザー（組み込まれた自動安定化装置）である。

🔷社会保障は経済成長を阻害するのか

政府の経済戦略会議の答申（1999年）には次のようなくだりがあった。「これまでの日本社会にみられた『頑張っても，頑張らなくても，結果はそれほど変わらない』（中略）状況が続くならば，いわゆる『モラル・ハザード』（生活保障があるために怠惰になったり，資源を浪費する行動）が社会全体に蔓延し，経済活力の停滞が続くことは避けられない」[1]。つまり，「社会保障による所得再分配が手厚い社会は悪平等であり，経済成長を阻害する」。しかし，これには反証が増えてきている。

たとえば，北欧諸国は国民の負担も高い代わりに，社会保障・生活保障の水準も高い国々である。ならば「経済活力の停滞は避けられない」はずである。ところが，国民1人あたりのGDP（国内総生産）の世界ランキング（**表6-1**）をみると，北欧のノルウェーが2位，スウェーデン5位，デンマーク6位，フィンランド12位である。一方，日本はかつて（1994年）世界3位であったが，2004年には13位，2013年には19位に下がっている。経済が停滞しているのは，むしろこの間に経済格差が広がった日本のほうである[15]。

🔷格差が大きいほど経済成長するのか

アメリカや中国をみると，大きい格差が，経済成長の源にみえる。しかし，日本の高度経済成長は，逆にジニ係数が小さくなる（所得分配が平等に向かう）なかで達成された。経済学者の意見は分かれているが，日本経済学会会長を務めた橘木俊詔（京都大学名誉教授）は「経済格差の小さいほうが経済成長率は高くなるという意見のほうがマジョリティー（多数意見）」[16]という。

OECDが2014年にワーキングペーパー「所得格差は経済成長を損なうか？」[17]を出している。それによると1985～2005年までの20年

表6-1　OECD諸国の1人あたり国内総生産（名目GDP）の順位（2013年）

順位	国名	金額（米ドル）	順位	国名	金額（米ドル）
1	ルクセンブルク	11万0271	11	アイルランド	5万0432
2	ノルウェー	10万2825	12	フィンランド	4万9310
3	スイス	8万4733	13	アイスランド	4万7549
4	オーストラリア	6万5693	14	ベルギー	4万7259
5	スウェーデン	6万0365	15	ドイツ	4万5434
6	デンマーク	5万9839	16	フランス	4万2587
7	アメリカ	5万2986	17	ニュージーランド	4万2135
8	カナダ	5万2311	18	イギリス	4万1777
9	オランダ	5万0806	19	日本	3万8644
10	オーストリア	5万0526	20	イスラエル	3万6066

日本以外の国はOECD Annual National Accounts Database（2015年4月現在），日本は経済社会総合研究所推計値。円の対ドルレートは，東京市場インターバンク直物中心，相場の各月中平均値の四半期別単純平均値を利用。名目GDP（ドルベース）は，四半期推計値（円ベース）を四半期ごとにドル換算して算出。
※オーストラリアとニュージーランドは年度の計数
〔内閣府：2013年度国民経済計算，参考図表．http://www.esri.cao.go.jp/jp/sna/data/data_list/kakuhou/files/h25/sankou/pdf/zuhyo.pdf（2016年9月26日最終アクセス）〕

間の格差の拡大が，1990〜2010年の間の経済成長率にマイナスの影響を及ぼした（図6-2）。所得の不平等の大きさを表すジニ係数が，過去20年間の平均的な上昇幅と同じ3ポイント上昇すると，経済成長率は25年間にわたり毎年0.35％ずつ抑制され，25年間の累積で8.5％も減少する。その理由の1つは，格差が拡大すると，貧困層ほど教育への投資が減って，能力開発が妨げられることにあるという。

さらにOECDは，2015年に「格差縮小に向けて：格差縮小が全体の利益になるのはなぜか」[18]という報告書も出した。その日本語の要約の見出しは，上記の経済学者の論争に対する答えを出している。「格差の拡大は経済成長の足を引っ張り，機会を損なう」「増大する格差に対処し，あらゆる人に機会を与える政策パッケージを策定すべき」。

スティグリッツ（ノーベル経済学賞受賞者）も次のように指摘している[19]。経済成長によって得られた利益が貧困層にもしたたり落ちていくという「おこぼれ（trickle down）効果」は，経済学研究で否定

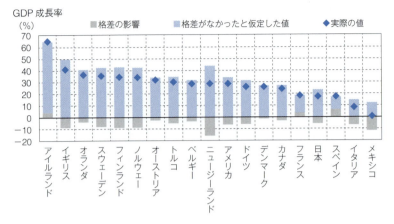

図 6-2　格差変動がその後の経済成長率に及ぼす影響（推計）

格差の変動が 1990〜2010 年の 25〜64 歳人口 1 人当たりの GDP 成長率にどのような影響を及ぼすかを推計したもの。

「実際の値」は，実際の 1 人当たりの GDP 成長率。「格差の影響」は，OECD 各国の実際の格差変動（1985〜2005 年）および分析により推計された格差の成長に対する影響に基づき算出。「格差がなかったと仮定した値」は，「実際の値」から「格差の影響」を引いた差で，格差変動がなかった場合の成長率と解すべきものを示す。
ドイツの「実際の値」成長率は 1991 年以降。オーストリア，ベルギー，スペイン，アイルランドの格差変動は 1985〜2000 年。
（OECD：In It Together：Why Less Inequality Benefits All. OECD Publishing, 2015）

されている。なのに自由市場エコノミストは信じ込んでいると。つまり，社会保障の「副作用」説，「小さな政府」や「格差」がよいという説は，経済学者・エコノミストの一部が主張する「エビデンスに基づかない」理論・仮説・信念に過ぎないのである。

合成の誤謬

「合成の誤謬」という言葉がある。各個人やある部分で「最適な選択」をしても，それが全体でみると「最適な選択」とならない場合をさす。1 人で生きているなら，利己的に，合理的に考えればよい。しかし，人間は社会のなかでしか生きられない社会的動物である。

短期的視点では，お金持ちが個人として利己的に振る舞うことや，社会保障負担を軽くし市場原理に多くを委ねる「小さな政府」路線は効率的・合理的にみえる。しかし，歴史的な視点や，本章で取り上げたような広い視野から多面的にみてみれば，協力・協調や，政府が取り組む社会保障，格差是正には積極的な意義がある。スティグリッツも言っているように，「経済を繁栄させるには，政府と市場とのバランスを適切に保たなければならない」[19]。

社会保障は，社会的動物である人間が生み出した「知恵」なのである。

第2部のまとめ

第2部では，健康格差社会への処方箋を切るべきか否かを考えた。健康格差があることと，その発生機序を示す根拠はすでに相当ある。しかし，介入することでそれを変えられるという科学的根拠となると，いまだ十分ではない。

しかし，歴史を振り返ってみると，いまでは科学的常識であることも，はじめは仮説として登場し，完全に実証されるまでには100年単位の時間がかかっている（第4章参照）。そして，健康などのように「取り返しがつかない」と予想される場合には，仮説段階でも早めに手を打ち，注意深い観察・研究を続ける「予防原則」が重要であることを歴史から学んだ（第5章参照）。

そして本章では，処方箋の「副作用」に対する危惧について多面的に検討した。その結果，その危惧も実証されていない（むしろ反証のほうが多い）仮説・信念に過ぎないことを示した。

処方箋の効果も副作用も，どちらも十分には実証されていない仮説段階のものである。だとすれば，あとは価値判断である。「避けられる死」「不公正」を減らすための方策を考えることは，国民の健康水準の向上を願う公衆衛生・保健医療の専門職としての使命・価値，あるいは社会からの期待に沿うものであろう。副作用を含め，処方の影

響を評価し続けることの重要性を再度強調しながら，第3部では処方箋の具体的な中身を考えたい．

■文献
1) 経済戦略会議：日本経済再生への戦略．1999．
2) Piketty T：Le capital au XXIème siède. seuil, 2013/トマ・ピケティ（著），山形浩生，守岡桜，森本正史（訳）：21世紀の資本．みすず書房，2014．
3) 吉田忠則：中国「新富豪」の危ない生活．日本経済新聞，2006年8月7日．
4) パリ郊外の暴動8夜連続—移民の貧困・失業背景に．日本経済新聞，2005年11月4日．
5) 近藤正基：難民の排斥助長を懸念．日本経済新聞，2016年3月23日．
6) 外務省：我が国の国際テロ対策．2006．
http://www.mofa.go.jp/mofaj/gaiko/terro/taisaku_0506.html（2016年9月26日最終アクセス）
7) 友野典男：行動経済学—経済は「感情」で動いている．光文社，2006．
8) Miller RM, Smith VL：Experimental Economics. How we can build better financial markets. John Wiley & Sons, 2002/川越敏司（監訳）：実験経済学入門．日経BP社，2006．
9) 国立社会保障・人口問題研究所：日本の将来推計人口（平成24年1月推計）．国立社会保障・人口問題研究所，2012．
http://www.ipss.go.jp/syoushika/tohkei/newest04/hh2401.asp（2016年9月26日最終アクセス）
10) Sen A：Inequality reexamined. Oxford University Press, Oxford, 1992/アマルティア・セン（著），池本幸生，野上裕生，佐藤仁（訳）：不平等の再検討—潜在能力と自由．岩波書店，1999．
11) 村井英一：子どもがニート？ ひきこもり？…「老後破産」の現実（7）．YOMIURI ONLINE 2016年2月22日．
12) Kondo N, Sambajwe G, Kawachi I, et al：Income inequality, mortality, and self rated health：meta-analysis of multilevel studies. BMJ 339：b4471, 2009.
13) 平成23年産業連関表（確報）．2011．
http://www.e-stat.go.jp/SG1/estat/List.do?bid=000001060671&cycode=0（2016年9月26日最終アクセス）
14) 西村淳：社会保障の明日—日本と世界の潮流と課題．ぎょうせい，2006．
15) 内閣府：2013年度国民経済計算．参考図表．
http://www.esri.cao.go.jp/jp/sna/data/data_list/kakuhou/files/h25/sankou/pdf/zuhyo.pdf（2016年9月26日最終アクセス）
16) 橘木俊詔，近藤克則：対談 医療者が認識すべき格差の影響—経済格差が引き起こす健康格差．週刊医学界新聞 2718：1-3，2007．
17) OCED雇用労働社会政策局：所得格差は経済成長を損なうか？ OECD, 2014.
http://www.oecd.org/els/soc/Focus-Inequality-and-Growth-JPN-2014.pdf（2016年9月26日最終アクセス）
18) OECD：In It Together：Why Less Inequality Benefits All. OECD Publishing, 2015.
19) Stiglitz JE：Making Globalization Work. W W Norton & Co Inc, 2006/ジョセフ・E・スティグリッツ（著），楡井浩一（訳）：世界に格差をバラ撒いたグローバリズムを正す．徳間書店，2006．

第3部

では何ができるか

「処方箋」編

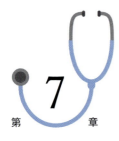

第7章

「健康格差」対策の総合戦略

ヨーロッパの到達点を踏まえて

2012年,厚生労働省告示第430号（2012年）¹⁾のなかで「健康日本21（第2次）」の基本的な方向として「健康格差の縮小」を目指すことが明記された。言い換えれば,わが国に「健康格差」があること,それは放置すべきでなく縮小を図るべきであることが公認され,国の政策目標となったことになる。しかし「では何をすればよいのか」という対策の中身となると,いまだに保健医療専門職のなかですら論議が巻き起こっているとはいいがたい。

一方,ヨーロッパの国々やWHOに目を向けると,健康格差があること,その原因が健康を決定する社会的な要因（social determinants of health）にあることが1990年代から認められ,削減目標まで掲げて,総合的な対策を講じてきた国々もある[2]。

第3部で,いよいよ対策について考えるにあたり,個別対策に入る前に,まずヨーロッパの到達点を踏まえて,健康格差社会への処方箋（対策・政策）の総合的な戦略の枠組みからみてみよう。

⚖ イギリスとWHOでの「健康格差」対策に至る流れ

「健康格差（health gap/disparity）」や「健康の不平等（inequality in health）」問題は,1980年のイギリスのブラック報告書（再録されたものが1992年に出版されている）[3]をきっかけに,大きな注目を浴びるようになった。

イギリスでは，1948年に導入されたNHS（国民保健サービス）によって利用時原則無料で医療にかかれるようになった。そのことで，健康格差は解消に向かっていると当時は信じられていた。しかしこの報告書によって，むしろ健康格差が拡大していることが明らかにされたのである。

その後，研究の蓄積はアメリカとヨーロッパで，国としての対策はヨーロッパが先行するかたちで進められてきた。その過程をまとめた松田によれば，早くも1991年には，WHOヨーロッパ地域委員会（WHO-EURO）が，健康政策のなかで，国内の諸集団間の健康格差を少なくとも25%削減することを目標に掲げていたという[4]。そして，1998年には，イギリス保健省のアチェソン委員会によって，1980～90年代にも，健康格差が拡大していることが報告された[5]。また，同年には，WHOから「健康の社会的決定要因」[6]と題するレポートが出ている。その副題が，solid fact（確固たる事実）であることからも，この間の健康格差に関する研究がかなり蓄積されていたことがわかる。

そして2005年には，WHOに「健康の社会的決定要因に関する委員会」が設置され最終報告書が2008年に出された[7]。それを受けて，2009年には「健康の社会的決定要因へのアクションを通じた健康格差の縮小」を謳うWHO総会決議があげられた[8]。

「健康の不平等」へのスタンス

Whiteheadが指摘したように，この問題に対する国々の対応には，「測定すらされていない状態」から「包括的で調整された政策」に至るまで，いろいろなスタンス，あるいは幅広さ（spectrum，変動する範囲）がある（図7-1）[9]。

まず「測定（measurement）」され，健康格差が存在することが「認識（recognition）」される段階がある。そして，「意識（awareness raising）」された後，「関心（concern）」を寄せる流れと「否認（denial）や無関心（indifference）」に向かう流れとに分かれる。関心を寄せてもどう

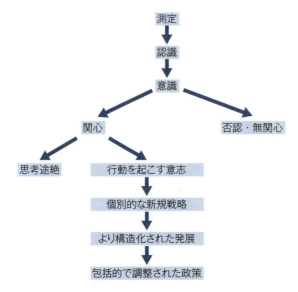

図 7-1　健康の不平等に対するさまざまな行動
(Whitehead M：Diffusion of ideas on social inequalities in health：a European perspective. Milbank Q 76：469-492, 1998)

してよいのかわからないなど「思考途絶（mental block）」に陥る流れもある。「行動を起こす意志（will to take action）」をもつと，「個別的な新規戦略（isolated initiatives）」を試み，やがて「より構造化された発展（more structured developments）」をする。そして，「包括的で調整された政策（comprehensive coordinated policy）」に至るという。

図 7-1 にあてはめて考えてみると，ヨーロッパでは，政府が設置した委員会が，政府統計を用いた研究報告書を 2000 年になる前に出していた[3,5]。つまり「健康格差」は日本よりも 10 年以上前から公認されていた。一方，日本では，一部の研究者によって「測定」がなされてきたものの，日本政府としては厚生労働省が 2010 年の「平成 22 年国民健康・栄養調査」で初めて所得による生活習慣の違いについて発表した。第 1 段階の「測定」が 10 年以上遅れていたことになる。

ただしヨーロッパでも，すべての国において対策をとる段階に至っ

ていたわけではない。2002年頃のヨーロッパ8か国の状況をみると[10]、ギリシャも「測定」以前にとどまっていた（ただし、2005年には立法化した）。スペインは「否認・無関心」な状況であった。一方、フランス、イタリアは「関心」を寄せ、リトアニアは「行動を起こす意志」があり、オランダ、スウェーデンは、「より構造化された発展」をみせており、イギリスは「包括的で調整された政策」に取り組んでいた。

健康格差削減に向けた戦略形成

　日本における健康格差への対策を考えるとき、ヨーロッパやWHOで先行している取り組みの到達点や戦略を知る意味は大きい。そこでは、どのように取り組まれてきたのであろうか。

　2005年10月に、EU議長国を務めていたイギリスで健康格差克服に向けてのEUサミットが開かれている[11]。36か国から大臣や政治家、政府高官が570人も参加し、健康の不平等の削減に向けて取り組みを強めることで合意した[12]。そこに提出された報告書をもとに紹介しよう。

◆研究の蓄積

　まず、政府統計をはじめ、大規模なサンプルを用いて健康格差の実態が明らかにされている。

　ヨーロッパでは、21か国の死亡率、19か国の主観的健康感、24か国の喫煙率をはじめとして、多く検討がなされ、ほとんどの国で社会経済的因子が健康に影響を及ぼしていることが明らかにされている[4,13]。一例として、図7-2に、学歴という社会階層間における虚血性心疾患と脳卒中死亡率の比（rate ratio）を男女別に示した。一部の国における虚血性心疾患を除き、高学歴の人に比べ低学歴の人の死亡率が、およそ1.2～1.8倍高い。

　一方で、社会階層間の違いの程度や、性差、学歴、所得、職業歴の

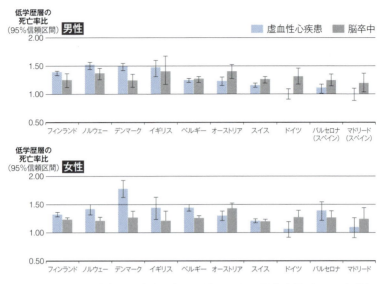

図7-2 虚血性心疾患と脳卒中の学歴の違いによる死亡率比（1990年代）
高学歴層における死亡率を1としたとき，低学歴層の死亡率は，多くの国において有意に高い。

(Mackenbach J：Health Inequalities：Europe in Profile. An independent, expert report commissioned by the UK Presidency of the EU, p 14, 2006)

うち，どの影響が大きいのかなどは，国によって異なっていることがわかる。例を加えれば，イタリア，ポルトガル，フランスの女性では，ほかの国と違い社会経済的地位が高いほうで喫煙率が高いという[4]。また，同じ国でも，時代によって違う。たとえば，エストニアの平均余命の格差は，1989年には約7年であったが，2000年には13年にまで拡大している[11]。

つまり，それぞれの国や時代において必要な対策を考えるには，それぞれの国や時代における格差の存在や大きさに関する実証研究が不可欠なのである。それにより「避けられる死」をはじめとする健康問題への対策として，健康格差への対策が不可欠という共通認識を広げることが，まず必要である。

◆原則・目標の明示

　健康の公平の原則や健康格差削減についての目標を掲げ，年次推移をモニタリングし，取り組みのあり方を再評価することの重要性が指摘されている[14]。

　ギリシャやドイツでは，健康の不平等の削減やそれへの取り組みを，法律に明文化している。デンマーク，イタリア，ポーランド，フランスはじめ少なくとも8か国で，健康の公平に関する目標や原則が政府文書に明示されている。

　健康の不平等を削減する数値目標を掲げる動きも広がっている。たとえば，WHOヨーロッパ地域事務局（office）は，健康政策の方針を示した「Health 21」のなかで健康の公平をめざすだけでなく数値目標も掲げている[15]。それは社会経済状態別にみた集団間の健康格差を，社会的弱者の健康状態を実質的に改善することによって1/4（25％）削減するというものである[16]。チェコ，ラトビア，リトアニアは，このWHOの目標値を国のそれとしても採用している。また，オランダでは2020年までに（低所得層は高所得層よりも短いという）平均寿命における格差を25％削減，フィンランドは2015年までに死亡率における格差を20％削減するという目標を掲げている。イギリスとアイルランドでは，より詳細に，死因別死亡率や低出生体重児の割合，喫煙率などにも数値目標を設定している。

◆エビデンス・政策評価の蓄積

　エビデンスに基づく介入戦略の重要性も指摘されている[14]。EUとして健康格差とその対策に関する研究を組織すること，5年に一度健康格差についての状況報告をすることも提案された[12]。

　このようなマクロレベルを含む政策効果の評価は，無作為化対照比較試験（randomized controlled trial：RCT）ではできない[10]。それに代わる有力な研究方法の1つが国際比較である。いろいろな国が導入した政策の効果を比較することで，有効な政策を探る方法である。そのための情報を集めるセンターを作ることも提唱されている[10]。RCTを

集めたコクラン・ライブラリーにあたるようなセンターの創設である。

　わが国でも，いま格差が話題になっているが，それが一時のブームに終わることを危惧する声もある。一方，ヨーロッパでは，健康格差問題は，研究の蓄積に始まり政治課題として取り上げる段階へと展開されてきた。すでに20年以上にわたる努力が続けられ，さらに今後も腰を据えて取り組もうとしていることがわかる。

イギリスにみる総合戦略

　ヨーロッパのなかでも最も取り組みが進んでいるとされた労働党政権下のイギリスで，どのような取り組みがなされたのか。取り組みの「主体」と「対象」とに分けて，もう少し具体的に見てみよう[17, 18]。

　まず，この問題に取り組む「主体」は誰なのだろうか。図7-3 にイギリスの政府文書[19]に示されている健康の不平等への対策の枠組みを示した。下から上へと，国（national）レベルだけでなく，地方（regional）レベル，さらにはローカルレベルでの取り組みも位置づけられている。政府レベルでは，医療や健康政策を担当する保健省だけでなく，首相官邸や内閣府から，財務省，通商産業省まで関与するという。また，ローカルレベルでは，企業や，コミュニティ，ボランタリー組織まで含めた，社会全体で取り組むという枠組みである。

　次に，取り組みの「対象」をみてみると，あげられている4つの領域（表7-1）に含まれている個別課題は実に幅広い[19]。日本の保健医療福祉専門職がすぐ思いつきそうなのは，第3の領域「疾患予防と効果的な治療とケアの提供」である。そこでは，効果的な予防策でリスク（喫煙，低栄養，肥満，不慮の事故，インフルエンザなど）を減らすこと，早期発見・早期治療，有効な治療へのアクセスを改善することがあげられている。

　それ以外に3つも領域があげられている。第1の領域は「家族・母子の支援」で，母子保健だけでなく，子どもの発育，青年層の教育などの機会を増やすこと，10代の妊娠の抑制と10代の妊婦の支援も

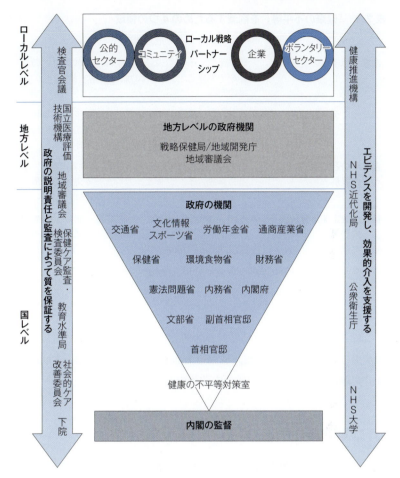

図 7-3 イギリスにおける健康の不平等への対策の枠組み
(Department of Health：Tackling health inequalities：a programme for action. p 37, 2003)

あげられている。第2の「コミュニティと個人の関与」の領域には，恵まれない地域の力を強めること（strengthening）や犯罪・薬物中毒対策，虚弱な人たち（高齢者や精神障害者，ホームレスなど）への対策が含まれている。第4の領域「健康を決定する背景因子」については，貧困児童対策，住宅，公共交通，教育・職業訓練などが取り上

表 7-1 「健康の不平等」を削減するための 4 つの領域

4 つの領域	取り組みの例
家族・母子への支援	母子保健，子どもの発育，青年層の教育などの機会を増やすこと，10 代の妊娠の抑制と 10 代の妊婦の支援
コミュニティと個人の関与	恵まれない地域の力を強めることや犯罪・薬物中毒対策，虚弱な人たち（高齢者や精神障害者，ホームレス，囚人，難民など）への対策
疾患予防と効果的な治療とケアの提供	効果的な予防策でリスク（喫煙，低栄養，肥満，不慮の事故，インフルエンザなど）を減らす，早期発見・早期治療，有効な治療へのアクセスの改善
健康を決定する背景因子に立ち向かう	貧困児童対策，住宅，公共交通，教育・職業訓練，最低賃金の引き上げ，児童のいる世帯への税額控除（tax credit）など

(Department of Health：Tackling health inequalities：a programme for action. 2003)

げられている。

　これらのそれぞれについて，具体的な内容と 2010 年までの数値目標が掲げられている。また，成果のモニタリングをすることも明示され，実際に 2005 年に 1 回目の中間報告が出されている[20]。

 戦略群の分類

　イギリス政府の戦略は，多くの介入主体が関与する枠組みであり，介入対象となる領域も広い。オランダやスウェーデン，WHO などで示されている戦略[21]も参考にして，介入「主体」別と介入「対象」別に分けて戦略群の整理をしてみよう。

◪介入主体からみた分類

　まず，その戦略に誰が取り組むのかという視点から，介入主体別に整理したものが表 7-2 である。マクロレベルの国際機関や国が取り組みの主体となるものとしては，社会保障政策（所得保障，医療政策な

表7-2 介入主体別にみた介入戦略例

レベル	介入主体	介入戦略例
マクロ	国際機関，国	国際的な規制，勧告　社会保障政策（所得保障，医療政策，保健政策，福祉政策など），教育政策，労働・雇用政策，税制度，経済政策，環境政策，社会的排除対策
メゾ	地方自治体	「健康都市」，独自の健康政策
	地域	地域住民によるヘルスプロモーション
	職域	「安全で健康な職場」
	学校	「健康な学校」
ミクロ	家庭	ワーク・ライフ・バランスのとれた家庭づくり
	個人	健康によい生活習慣，ストレス対処能力向上

ど）や教育政策，雇用政策，税制などがあげられる。メゾレベルでは，地方自治体が取り組む「健康都市」（Healthy Cities）プログラムなど，自治体独自の健康政策がある。地域住民が取り組むヘルスプロモーション*や，職域，学校の取り組みもある。ミクロレベルでは，（家庭の努力だけで実現できるわけではないが）家庭にできるワーク・ライフ・バランスを保つ努力がある。また，健康によい生活習慣には，個人の自覚と努力も必要で，個人の努力でできることもある。これについては，拙著[18]を参考にされたい。

◆介入対象からみた分類

　介入の対象となる「健康に影響する因子」には，図7-4に示したような階層構造がある[22]。それに対応させ戦略群をマクロ，メゾ，ミクロに階層を分けて示したのが表7-3である。
　表7-2と表7-3を分けて考える理由は，ミクロレベルの対象（表7-3）への対策が，必ずしもミクロレベルの主体（表7-2）によってのみ取り組まれるとは限らないからである。たとえば，ミクロレベル

＊人々が自らの健康とその決定要因をコントロールし改善することができるようにするプロセス。

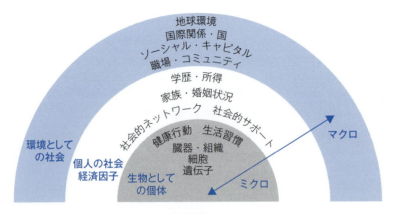

図 7-4　健康に影響する因子の階層構造
(近藤克則：健康格差社会―何が心と健康を蝕むのか．医学書院，p 150, 2005 に一部加筆)

表 7-3　介入対象別にみた介入戦略例

レベル	介入対象	介入戦略例
マクロ	社会保障	社会保障の拡充（所得保障，医療の自己負担軽減など）
	税制度	累進課税や相続税などによる所得の再分配の強化
	労働・経済	失業対策，公共事業，雇用支援，非正規雇用者の保護
メゾ	地方自治体	地方分権支援，独自の保健医療福祉政策づくりなどの支援，健康によい都市計画，交通政策
	地域	安心・安全なまちづくり，運動できる環境づくり，ボランティア育成，ソーシャル・キャピタル醸成支援，コミュニティ政策などの支援
	職域・職場	長労働時間の規制，職業性ストレス緩和策，職場内禁煙
	学校	健康教育，給食，身体運動の機会，安心な居場所づくり
ミクロ	家庭	子育て支援，教育費用の軽減，住宅政策
	高齢者	閉じこもり対策，所得保障，雇用希望者の就労，社会参加
	労働者	職業訓練，就労支援，フリーター対策
	子ども	いじめ対策，引きこもり対策，教育保障
	個人	健康教育，禁煙支援，食生活・栄養改善

の対象（表7-3）における，禁煙や食生活の改善などは，いままでは個人の自己責任の問題とみなされる傾向があった。これは表7-2のミクロレベルの主体に責任があるとみなすことである。しかし，学校給食や職員食堂でのヘルシー・メニューの提供などによる食生活の改善支援もできる。これは，表7-2のメゾレベルの主体による取り組みの例である。さらに，国際機関による勧告や，職場や公共スペースを全面禁煙にする法律，たばこ税の引き上げなど，表7-2のマクロレベルの主体（国際機関，国）の取り組みにより，個人の行動の変容を支援する方法も考えられる。

日本でも，実証研究によって健康格差の存在が明らかにされ，健康格差の縮小を目指すことが政府文書で謳われるところまで来た。一方，WHOやヨーロッパでは，膨大な実証研究の蓄積を踏まえ，すでに20年以上前に健康格差削減の数値目標が掲げられ，EUや政府，WHOも取り組みを進めてきた。それらの結果，イギリスでは，平均寿命でみた地域間の健康格差が縮小したことが報告されている[23]。

健康に影響する因子は多く，社会経済的因子を含め，いくつもの要因が複雑にからみあって健康格差をもたらしている。そのために，健康格差を削減する処方箋（対策・政策）には，多面的な戦略が必要である。

1つの戦略には，多くの因子が絡み合っている。だから，明確に分類することはできないが，大きくミクロ，メゾ，マクロの3つのレベルに分けて考えることはできる。次章以降，ミクロ，メゾ，マクロの順に，具体的な処方箋の例をその根拠や期待される効果などとともに検討する。

■文献
1) 厚生労働大臣：国民の健康の増進の総合的な推進を図るための基本的な方針（厚生労働省告示第四百三十号），2012．
   http://www.mhlw.go.jp/bunya/kenkou/dl/kenkounippon21_01.pdf（2016年9月26日最終アクセス）
2) Mackenbach J, Bakker M：Reducing inequalities in health—A European perspective. Routledge, London, 2002.
3) Townsend P, Davidson N：The Black report, 2nd ed. Penguin Books, London, 1992

4) 松田亮三：欧州における健康の不平等に関する政策対応．日本医療経済学会会報 70： 1-19，2006．
5) Department of Health：Independent inquiry into inequalities in health：Report（Chairman：Sir Donald Acheson）．pp 10-16, 17, 32-119, The Stationary Office, London, 1998
6) Wilkinson RG, Marmot M：Social Determinants of Health；the solid facts. World Health Organization, Geneva, 1998／高野健人（監訳）：健康の社会的決定要因．WHO 健康都市研究協力センター，2002．
7) Commission on Social Determinants of Health：Closing the gap in a generation：Health equity through action on the social determinants of health. World Health Organization, 2008.
   http://whqlibdoc.who.int/publications/2008/9789241563703_eng.pdf（2016 年 9 月 26 日最終アクセス）
   日本語訳：http://sdh.umin.jp/translated/2008_csdh.pdf（2016 年 9 月 26 日最終アクセス）
8) WHO：RESOLUTIONS WHA62.14 Reducing health inequities through action on the social determinants of health. 2009.
   http://apps.who.int/gb/ebwha/pdf_files/WHA62-REC1/WHA62_REC1-en-P2.pdf（2016 年 9 月 26 日最終アクセス）
   日本語訳：http://sdh.umin.jp/translated/2009_wha.pdf（2016 年 9 月 26 日最終アクセス）
9) Whitehead M：Diffusion of ideas on social inequalities in health：a European perspective. Milbank Q 76：469-492, 306, 1998.
10) Mackenbach J, Bakker M：By way of conclusion—Key messages for policy-makers. Mackenbach J, Bakker M（eds）：Reducing inequalities in health—A European perspective. pp 337-342, Routledge, London, 2002.
11) Arie S：UK pushes EU to tackle health gap between rich and poor. BMJ 331：923, 2005.
12) UK Presidency of the European Union：Messages from the health inequalities summit. 2005.
13) Mackenbach J：Health Inequalities：Europe in Profile. An independent, expert report commissioned by the UK Presidency of the EU. 2006.
14) Judge K, Platt S, Costongs C, et al：Health Inequalities：a Challenge for Europe. An independent, expert report commissioned by the UK Presidency of the EU, 2006.
15) World Health Organization（WHO）：Health 21—Health for all in the 21st century—An introduction. WHO Regional Office for Europe, Copenhagen, 1998.
16) World Health Organization（WHO）：21 targets for the 21st century and suggested areas for formulating indicators. Health 21—Health for all in the 21st century. pp 177-202, WHO Regional Office for Europe, Copenhagen, 1999.
17) 青木郁夫：イングランドにおける健康の不平等に関する取り組み．日本医療経済学会会報 70：20-55，2006．
18) 近藤克則：「健康格差社会」を生き抜く．p 250，朝日新聞社，2010．
19) Department of Health：Tackling health inequalities：a programme for action. 2003.
20) Department of Health：Tackling Health Inequalities：Status Report on the Programme for Action. 2005.
21) Mackenbach J, Bakker M, Sihto M, et al：Strategies to reduce socioeconomic inequalities in health. Mackenbach J, Bakker M（eds）：Reducing inequalities in health—A European perspective, pp 25-49, Routledge, London, 2002.
22) 近藤克則：健康格差社会—何が心と健康を蝕むのか．p 150，医学書院，2005．
23) Buck D, Maguire D：Inequalities in life expectancy. Changes over time and implications for policy. King's Fund, 2015.
   http://www.kingsfund.org.uk/publications/inequalities-life-expectancy（2016 年 9 月 26 日最終アクセス）

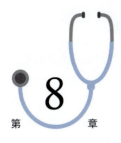

第8章 個人・家庭レベルの危険因子への戦略

肥満・教育・貧困児童を例に

　健康格差社会への処方箋（対策・政策）は，前章で述べたように，重層的・多面的・複合的なものであるが，少なくとも3つのレベル，すなわち①ミクロ（個人や家庭），②メゾ（職場や地域），③マクロ（国や社会）に分けて考えられる。本章では，①の個人や家庭が抱えているリスクへの対策について考えてみたい。

　このレベルに限定しても，**表 8-1** に示すような多くの因子が関わっており，その1つひとつがまた複雑な背景や関連要因をもつ。

　本章では，そのなかから3つのリスク——①肥満，②教育，③貧困児童に絞って取り上げる。それへの対策の必要性やその根拠，それを軽減・是正するために個人でできることから，ヨーロッパなどですでに国レベルで導入されている政策を紹介する。

表 8-1　健康に影響する個人・家庭レベルの因子の例

家庭・世帯	子育て環境，教育・文化環境，住宅環境，母子・父子世帯
高齢者	所得水準・無年金者，閉じこもり，就労，社会参加
労働者	ワーク・ライフ・バランス，長時間労働
子ども・学生	教育・就学条件，職業訓練・就労支援条件，いじめ，引きこもり，教育保障，貧困児童
個人	健康によい生活習慣（食事，運動，飲酒，禁煙など），生活習慣病（メタボリック・シンドローム，肥満，高血圧，脂質異常症，糖尿病など），ストレス対処能力，自己効力感，社会的サポート・ネットワーク，自殺・うつ

3つの例の位置づけ，取り上げる理由

　健康格差社会の是正に向けた介入には，多くのアプローチがある。
　たとえば，健康に関連する因子を生物・心理・社会モデル[1]でとらえると，介入対象も方法も3つ，すなわち「生物」「心理」「社会」的側面へのアプローチがありうる。そこで，「生物」学的介入対象の例として「肥満」を，また「心理」の例として「教育」を，そして「社会」の例として「貧困児童」の問題を，取り上げることにした。
　また，予防医学には，2つの戦略[1,2]——リスクをもつ個人を対象とする「ハイリスク・アプローチ」と，リスクをもたない人を含む人口集団全体を対象とする「ポピュレーション・アプローチ」とがある。それぞれ「個人への介入」および「環境への介入」と重なる部分が大きい。ここでは，肥満，教育，貧困児童の3つに対する「環境への介入」（ポピュレーション・アプローチ）を示し，それが個人の行動を変えてリスクを減少させうることを示したい。
　なお，この3つを例として取り上げるのは，実証的研究による根拠の蓄積があり，すでにヨーロッパにおいて現実の政策として導入されていることも理由の1つである。

 ## 肥満対策

　厚生労働省は，特定健診・保健指導の重点化など，ハイリスク・アプローチを中心としたメタボリック・シンドローム対策を講じている。しかし，それだけではうまくいかないであろう理由は，少なくとも6つ以上はある[3]。①発症には職業性ストレスも関与していること，②塩分摂取の9割が加工食品由来であること，③生下時体重など小児期の状態が成人期の健康と関連することが明らかにされており，成人期からの対策だけでは部分的対応にとどまること，④発症には社会経済的因子も関与していること，⑤保健指導に長期効果があることを示すエビデンスが少ないこと，⑥保健指導の対象者が，予備軍も含め

ると 2700 万人にも上ること，などである。これらについては第 13 章でもう一度とりあげる（p.184）。

言い換えれば，ハイリスク・アプローチだけでは限界がある。ではどのようなポピュレーション・アプローチ，環境への介入がありえるのだろうか。

◆イギリスでの肥満対策—TV での広告規制の試み

イギリスでは，肥満が 1980 年からの約 20 年間でおよそ 3 倍に増えた。1998 年には女性の 21%，男性の 17% が肥満で，過体重を加えると，女性の半分以上，男性の 3 人に 2 人が該当した。国をあげた総合的対策[4]の一環として，ジャンクフード（カロリーや脂肪分，糖分，塩分が多く，ビタミン類などの栄養素が乏しい食品。スナック菓子や清涼飲料水，ハンバーガーなど）のテレビ CM（コマーシャル）の規制にまで乗り出している[5]。

政策導入の根拠は，肥満の多さだけではない。すでにイギリスでは，個人を対象にした健康教育のエビデンスは乏しいとして，ポピュレーション・アプローチの重要性が指摘されてきていた[1,6]。また，第 1 章で述べたように，小児期の重要性が，科学的にも明らかになってきた。これらを踏まえ，小児期の肥満の原因となっているジャンクフードの消費量を減らすため，テレビ CM の規制に乗り出したのである。

◆日本でも検討に値するか

肥満傾向の子どもが増え，若くして心筋梗塞や糖尿病になるリスクを高めることがわかってきた。だから「健康日本 21（第 2 次）」の数値目標のなかに「肥満傾向にある子どもの割合の減少」が掲げられている[7]。

日本でも，中学生 1936 人を対象とする調査で，CM の影響の大きさを赤松らが報告している[8]。

「あなたがお菓子を買うとき，どんな基準で選びますか」と尋ね，22 項目について「まったく大切だと思わない（1 点）」から「非常に大切だと思う（4 点）」の 4 段階で答えてもらった。因子分析をした

ところ、「流行・販売促進」（〈CMに出ていること〉〈キャンペーン中であること〉など9項目）、「健康・ダイエット」（〈カロリーが低いこと〉〈低脂肪であること〉など6項目）、「嗜好・利便性」（〈前に買っておいしかったこと〉〈家の近くで買えること〉など7項目）の3因子が抽出された。間食を「よく食べる」あるいは「よく買う」子どもほど、「流行・販売促進」「嗜好・利便性」の因子得点は高く「健康・ダイエット」は低い。しかも、テレビ視聴時間の長い子どもほど「流行・販売促進」の得点が有意に高い。

おそらくテレビ視聴時間は、塾や習い事の費用負担ができない低所得層の子どもで長いであろう。だとすれば、テレビCM規制は、社会階層が高い層よりも低い層において、健康状態のより大きな改善につながる可能性が高い。

教育

教育歴が長い（高学歴の）人ほど、多くの面で健康に望ましい状態を示す[1, 9, 10]。したがって、教育水準を高めれば、健康水準の向上が期待できる。

◆教育歴と健康

日本の高齢者3万2891人を対象にした大規模調査で明らかとなった例をあげれば、教育年数が6年未満と13年以上の場合を比較すると、年齢調整済みの健診未受診（男性）は34.6%対14.5%、転倒歴あり（女性）は40.5%対33.6%、閉じこもり（男性）では11.5%対2.7%、うつ（男性）は17.4%対5.4%である[11]。実に1.2〜4.3倍もの差がある。

また、40〜79歳の日本人を対象にしたコホート研究JACC Study（The Japan Collaborative Cohort Study）でも、教育年数の短い者の相対リスクは、総死因死亡で1.16（男性）、1.26（女性）、がんによる死亡で1.17（男性）、1.10（女性）、外因死で1.81（男性）、1.78（女性）

と有意に高い[12]。

さらに，教育年数の長いものほど，望ましい生活習慣が多い[13]。つまり，教育を充実させる政策は，健康水準の向上に寄与すると考えられる[14]。

◆教育による格差拡大の危険

戦後 50 年間で，日本の大学進学率は約 6 倍に増えた。学校基本調査（文部科学省）によれば，大学進学率は 60 年ほど前（1956 年）には 7.8％ に過ぎなかったが，35 年前で 4 人に 1 人，20 年前は 3 人に 1 人，そして 10 年ほど前（2006 年）には 2 人に 1 人に達している。このことは多くの国民の健康水準向上に寄与しているだろう。

しかし，「格差是正」に限れば教育は「諸刃の剣」である。教育熱が高まるほど，むしろ格差が拡大する危険がある。教育環境に恵まれた家庭の子どもほど，学習に意欲的であり，資質やスキルに恵まれている傾向があるからである。

たとえば，「家の人はテレビでニュース番組を見る」「家にはコンピューターがある」といった質問項目への回答をもとに，家庭の「文化階層」を 3 群に分ける。「グループ学習のときにはまとめ役になることが多い」（小学校 5 年生）の割合をみると，文化階層上位層では 46.4％ に対し，下位層では 24.1％ と半分である。また，学校外での学習時間をみても階層上位層ほど多く，しかも 1990 年代に格差が拡大したという[15]。

◆加熱する私立中学受験

私立中学の受験者数が，少子化にもかかわらず増えている。2007 年には，首都圏で 5 万を超え，6 人に 1 人が受験したと推計され（朝日新聞，2007 年 1 月 16 日付），その後は，ほぼ横ばいだという。

ベネッセ教育研究開発センターの 2006 年の発表によると私立中学校人気の理由は，「一貫教育が受けられる」に次ぎ，「公立のよくないうわさを聞いて，進学させるのは不安」が第 2 位である。自分の子

どもによい教育を受けさせたいと願うのは、親として当然である。「東大生のうち、私立中高一貫校出身者は1988年の37.2％から2005年には50.3％に増えた」[16]などと聞いて、私立中学に入れたくなる。その結果、「学校より受験　東京都内のある公立小学校25人中14人が欠席　私立中学入試備え」（朝日新聞、2007年2月1日付）というところまで加熱した。その後、公立でも中高一貫校の開校が続くようになった。

　中学受験には塾通いが不可欠といわれる。月に数万円、年に数十万円はかかる。夏期講座などには数十万円のコースもあって、小学校の3年間で塾の費用は約215万円になるという[17]。なかには、塾の上位クラスに入るために、さらに家庭教師をつける例すらあるという。

　「家計調査」（総務省）を用いた分析によると、勤労者で所得が多い世帯ほど、消費支出のなかに教育費が占める割合は高い[18]。その結果、高所得層ほど高学歴を得るのに有利となる。（2人以上世帯のうち）勤労者世帯の平均年収が約709万円（2015年）であるのに対し、東大生の世帯年収分布は、950万円以上が約60％だった2007年をピークに、2014年でも950万円以上が55％程度を占めている[19]。

　つまり、環境に恵まれていない子どもほど、学習時間は短く、潜在的な資質を伸ばす機会も得にくい。一方で、高所得世帯の子どものなかには、私立中学受験を目指して小学5年生で週に5日も塾に通っている子すらいる。受験競争は、上位層では昔よりも加熱し、勉強時間は長くなり、低年齢化した。これでは格差はむしろ拡大してしまう可能性がある。

◆教育による底上げは可能か

　では、「高い教育水準」と「格差是正」とは、相容れないものなのであろうか。そのことを考えるうえで、興味深いデータがある。OECDのPISA（Programme for International Student Assessment、生徒の学習到達度国際調査）2000の結果である。知識と技能を実生活の課題に合わせて使うことができるかどうかをみる目的で、読解力、

数学的リテラシー，科学的リテラシーの3つの領域の到達度を32か国の間で国際比較した。対象は，25万人以上の15歳の生徒である。

そこでは，次のようなことがわかっている[20]。まず，国レベルでみると，初等教育開始から15歳までに，政府が生徒1人あたりに費やした額が大きい国ほど，生徒全体の読解力得点が高い。次に，個人レベルでみると，親の職業的地位が高く，経済的に豊かであるほど，読解力得点が高い。ただし，これらの家族背景の影響（格差）が，大きい国と小さい国とがある。そこで，生徒の成績への家族背景の影響の大きさと読解力との関係を分析してみると，弱いながら負の相関がみられた。つまり，格差が大きい国よりも格差が小さい国のほうが，生徒全体の読解力得点が高かったのである。

このことは，底上げによる格差是正と，全体の教育水準向上とは両立することを意味している。その後，OECDは2015年に，「格差の拡大は経済成長の足を引っ張る」とする報告書を出した[21]。そのメカニズムとして，格差の大きい国では教育を受けることなど，人的資本への投資が少ないことをあげている。格差を放置しておけば「恵まれない環境にある世帯の個人は，質の高い教育を受けにくいため，格差はさらに拡大」し，さらに人的資本への投資は減る。経済成長のためにも，低所得層が受けられる公的な教育水準の向上が必要なのである。

◆読解力は読書で伸びる

図8-1は，PISA 2000における生徒の読解力得点を，生徒の読書の取り組みの程度と親の職業的地位の高さで層別化したものである。どの層でみても，読書の取り組みが高位である（右側の）者ほど，そして親の職業的地位が高い者（奥に行く）ほど読解力得点が高い。親の職業的地位が低くても，読書への取り組みレベルが高ければ（図中のⒶ），親の職業的地位が高いが読書への取り組みが弱い生徒（図中のⒷ）よりも，読解力は高くなるのである[20]。

つまり，国レベルでも，個人レベルでも，質の高い教育で学習到達度や人的資本の底上げは可能で，より高い経済成長も期待できる。

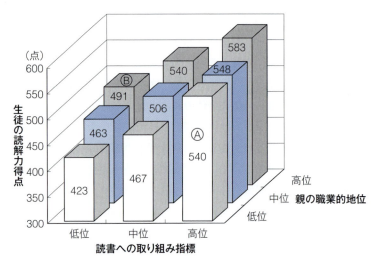

図 8-1 読書の取り組みと親の職業的地位別にみた，生徒の読解力得点
（OECD：PISA 2000 データより作成）

◆日本の 2000 年代前半の「学力低下」は低位層の増加が原因

　この PISA は 3 年ごとに行われている。2003 年の結果は新聞などで「学力低下」と大きく報じられた。日本の読解力の順位が 2000 年の 8 位から 14 位に転落したからである[22]。

　日本では低位層が増えた。PISA の読解力は「レベル 5」（高い）から「レベル 1」，そして「レベル 1 未満」（最も基本的な知識・技能をつけていない）の 6 段階に分けられている。このうち「レベル 1」以下が，2000 年の 10.0% から 2003 年には 19.0% へと倍増した。一方，「レベル 5」は 9.9% から 9.7% と同水準である。つまり，低位層が増えたことが，日本の子ども全体の読解力の平均値を引き下げたのである。

　低学力は，将来の失業，不健康の原因となる。先進諸国の教育課題は「底辺層の底上げ」であって，「底辺層の切り捨て」による「エリート教育ではない」という福田の主張には説得力がある[22]。その後，PISA における日本の読解力は，2006 年を底に回復してきている。関係者の努力で変えられることが実証されたのである。

◆競争は不可欠か―フィンランドの経験

2000年と2003年の2回のPISAで，ともに読解力でトップの座を飾ったのは，フィンランドであった。そのフィンランドでは，どのような教育がなされているのであろうか。福田は，フィンランド教育の特徴を次の4点にまとめている[22]。

❶**1人ひとりを大切にする平等な教育**：序列づけではなく，1人ひとりの発達を支援する教育である。

❷**競争などで学習を強制しない**：子どもが自ら学ぶことが基本である。競争などで学習を強制せず，グループ学習，教え合いを大切にし，マイペースで学べるよう工夫されている。

❸**地方自治体と学校・教師に権限を委譲**：教育管理権限を，国から地方自治体と学校，各教師に委譲し，教師が働きやすい職場をつくっている。学力調査は行われるが，子どもと教師の支援のために使われ，学校や教師の出来・不出来を公表したりはしない。

❹**小学校から大学まで授業料は無料**：権利としての教育を，福祉としての教育が包み込んでいる。小学校から大学まで授業料は無料であるばかりでなく，高校までは，学用品・給食も無料という。

「世界経済フォーラム（WEF）国際競争力ランキング（総合）の推移」（経済産業省作成資料）で，2008～2015年度の7年度分をみると，1回を除き日本はフィンランドより低位である。日本で聞かれる「競争力を高めるためには競争原理やエリート教育が必要だ」という主張は，フィンランドの経験には当てはまらない。

◆公的教育の底上げを

教育にかける費用が大きいほど，読解力など学習達成度が大きいことはすでに述べた。その教育費用を増やす方法には2つある。家計による（私的）負担部分を増やす方法と，税金による公的負担部分を増やす方法である。

10年ほど前の日本では，教育費の家計負担，塾代や家庭教師代も含めて保護者が支出した費用は，幼稚園から大学まですべて国公立の

場合で818万円，小学校のみ公立の場合で1563万円であった[23]。2016年9月にインターネット上で教育費用を検索してみると，すべて公立で約1100万円，すべて私立（理系）では約2850万円に増えている。長子が大学生である世帯では，消費支出の最大の費目は教育費であり，1/4を占める。子どもが首都圏の私立大学に入学した3996世帯を対象にした東京地区私立大学教職員組合の調査（2007年）によれば，入学費用をまかなうために借金をした世帯は27.7%で，その平均借入額は174万円に達していた。

OECD加盟国で比較をしてみても[24]，公的財政で賄われている割合は，平均が83%であるのに比べ，日本は70%に留まり，私的負担割合に着目すると逆に約2倍と多い。これでは，経済力に恵まれた世帯でなければ，私立の中高一貫校や大学で教育を受けさせることはできず，格差は拡大する。特に高等教育では，OECD加盟諸国の私費負担は30.3%だが，日本は65.7%に上っている。公費で負担している教育費のGDP比割合は，日本は3.5%で，OECD加盟国で比較可能な32か国中最下位である[24]。2012年まで国連から「高等教育無償化（つまり公費負担）条項」を批准するよう求められていた国は，世界に2つだけであった。それは，マダガスカルと日本である（日本は適用を留保していたのを撤回することをようやく2012年に閣議決定した）。

せめて，ほかの先進国並みに，教育の公的財源を増やし，（経済力でなく）能力に応じて教育が受けられるようにすべきである。

◆財源はあるのか

いま家計が私的に負担している塾代などの教育費の一部を税として負担することに国民が同意すれば，それを財源に公的教育を充実させることはできる。富裕層ほど家計支出に教育費が占める割合は多いから，累進制である所得税などで徴収する方法はどうだろう。富裕層にしてみれば，自分の子どもに（だけ）高い教育を受けさせるためなら納得できるが，よその子どもの教育底上げのための増税には簡単には

同意しないであろう。

しかし，大局的にみれば，教育費の私的負担を拡大する政策は，多くの世帯の家計の負担になっていないか，それが少子化の原因になっていないか，国の競争力の低下を招いていないか，そして「勝ち組」世帯においてすら受験競争の低年齢化によってわが子を不幸にしていないか，などをよく考える必要がある。フィンランドやかつての日本のように，公的な教育が底上げされた社会のほうが，プラス面が大きいのではないか。少なくとも健康格差の是正を図るうえで，経済力による教育格差の是正は重要であり，教育政策は健康政策でもある[25]。

貧困児童への取り組み

最後に取り上げる例は，貧困児童対策である。

◆増える子どもの貧困

OECD の統計[26]で，日本の貧困率の最新データは 2009 年のものである。比較可能な 32 か国間の平均が 10.9% であるのに対し，わが国の「相対的貧困率」（世帯所得の中央値の 50% 未満の世帯の割合）は 16% で 5 位と，先進 7 か国のなかではアメリカの 16.5% に次いで 2 番目に高い。18 歳未満の子どもがいる世帯に限定すると，平均が 12.9% であるのに対し日本は 15.7% である。

日本では，子どものいる世帯の所得が生活保護の受給対象となる水準の 1.1 倍未満の場合，学用品代や給食代が，公費で援助される就学援助制度がある。この制度の対象となる児童生徒数が，2002 年度からの 10 年間で 35% も増え，援助率も過去最高の 15.64% になった。都市部に多く，東京で 23.2%，大阪では 26.7% と 3 割に迫っている[27]。また，少子化で子どもの数が減少しているにもかかわらず，2012 年までの 20 年間に生活保護費以下の収入で暮らす子育て世帯が倍増したという[28]。さすがに政府も対応を迫られ，子どもの貧困対策の推進に関する法律を 2013（平成 25）年に制定した。

◆ライフコース疫学と介入研究からの示唆

　貧困児童の増加は，健康格差の視点からみると，重大な意味をもつ。貧困は，単に物質的な欠乏を意味しない。将来展望の欠如，教育や励ましの欠如，時間や愛情やケアの欠如など，多くの欠乏が重なり合う[18]。これらは，第1章で紹介したように成人期の健康にまで影響を及ぼす。小児期に低所得世帯で育った人の死亡リスクは，成人期に低所得を脱しても，最大2.3倍も高い（p.15）。つまり，増えている貧困児童をそのまま放置することは，低所得者層で不健康が多いという健康格差を放置するのみでなく，今後拡大させることを意味する。

　また，いくつもの介入研究によって，人生の早期の介入が有効であることが示されている[10, 14, 29]。たとえば，精神症状の訴えは低所得の子どもに多かったが，所得保障政策によって貧困から脱出できた群では，親の育児（parenting）の質が改善し，精神症状の訴えが減った[30]。なかには就学前プログラムの効果を追跡して，長期効果を検証した研究もある[31]。それらを踏まえると，子どもへの投資こそ最も効率のよい投資なのである[32]。

◆臨床医など現場の専門職ができること

　子どもをはじめ貧困にさらされている人たちにとって，医療機関やNPO，行政の相談窓口などは「駆け込み寺」である。臨床医をはじめとする現場の専門職がすべきこと，できることは多い[33]。

　第1に，貧困やそれに伴ううつなどの心理社会的な困難を抱える人たちを見出し，非医学的な問題についても相談に乗り，自己肯定感を高めるように支援することである。軽度～中等度のうつに対し認知行動療法が有効であることには，すでに多くのエビデンスがある[34]。

　第2に，社会資源につなぐことである。患者会や家族会を支援し，そこにつなぐことで，孤立や不安の緩和をすることができる。非専門職であっても似た立場の者同士の社会的サポートでうつなどの改善がみられることも報告されている[35]。すでに海外では，貧困や社会的孤立を発見するための問診表の開発や，患者をコミュニティの非医療的

なサポート資源につなぐ「social prescribing（社会的処方）」[36]が行われている．孤立が問題であれば地域の趣味の会やスポーツ施設，地域活動につなぎ，経済的問題があればソーシャル・ワーカーにつなぐものである．その効果検証も進められている．例えば，運動する通いの場につなげる群724人と，短い記載情報を渡すだけの群755人に分けた無作為化対照比較試験において，12か月後に1週間の身体活動量を比較したところ，対照群の165分に対し介入群で200分と，冠動脈リスクあり群では有意に運動量が多かった[37]．

第3に，医療機関や関連事業所レベルでの取り組みである．WHOが提唱した健康増進活動に取り組む医療機関やヘルスサービス（Health Promoting Hospitals and Health Services：HPH）のネットワークづくりは，日本のHPHネットワーク（J-HPH）結成に至っている．

第4に，学会や専門職団体などを通じ健康に望ましくない社会的要因への対策の必要性を社会に伝え，できることから着手することである．世界医師会[38]やアメリカ小児科学会[39]などは声明を出し，日本プライマリ・ケア連合学会にも健康の社会的決定要因検討委員会が設置された．

多くの専門職が，これらに取り組み，その効果検証を重ねることで，有効な手立ても増えていくだろう．

◆ Sure Start—イギリスの試み

イギリスでは1998年までの20年間に貧困児童が2倍に増え，子どものいる3世帯に1世帯が貧困ライン（世帯所得の中央値の60％未満）を下回り，ヨーロッパ15か国のなかで貧困児童の割合が最も多い国になってしまった[40]．

そこでブレア政権は1999年に，この先10年間で子どもの貧困を半分にし，2020年までに根絶するという数値目標を掲げ，Sure Start（確かなスタート）と呼ばれる政策を導入した[18, 40]．その結果，増え続けていた貧困児童の割合は減少に転じ，1998年に約340万人いた貧困児童のうち60万人の子どもが，2005年までに貧困層から抜け出し

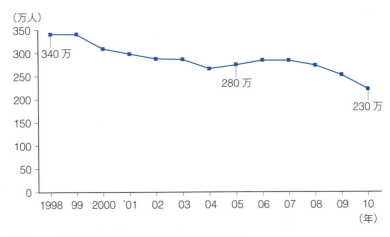

図 8-2 イギリスの貧困世帯で暮らす児童の数
(Department for Work and Pensions：Households Below Average Income：An analysis of the income distribution 1994/95−2013/14. 53, 2015 より作成)

た（**図 8-2**）[41]。これはヨーロッパのなかで最大の改善である[40]。2006年に再び10万人増えたため，イギリス政府は追加施策を打ち出している[42]。その中身は，子どものいる世帯の税額控除と1人親世帯を中心とした就労支援などである。これらの結果，2006年のピーク時に13.3％であった18歳未満の子どもの貧困率は，2010〜2012年に10％前後に下がっている[26]。キャメロン保守党（連立）政権になっても，引き続きこの問題に，数値目標を掲げて取り組み続けた[43]。

ユニセフ（国連児童基金）のデータでも，家族関連の支出の多い国では，児童の貧困率は明らかに低い[18]。このように，政策によって貧困児童を減らすことは可能なのである。

健康格差への対策に向けて

3つの例を取り上げ，健康格差の是正を図る対策・政策について，その必要性や根拠，そしてリスクを軽減・是正するための具体策を，海外ですでに導入されている例も示しながら考えてきた。

このような検討は，今回は取り上げなかった他の多くのリスク因子（**表8-1**参照）に対しても，可能であり必要である．また，優先度の高い政策は，国や社会によって異なるであろう．日本における対策を考えるには，日本においても多分野の研究者・実践家によって「健康を脅かす原因をもたらす原因（cause of cause）」が明らかにされ，健康格差の是正に向けた論議がされる必要がある．

■文献
1) 近藤克則：健康格差社会—何が心と健康を蝕むのか．医学書院，2005．
2) Rose G：The Strategy of Preventive Medicine. Oxford University Press, pp 20, 30, 1992/曽田研二，田中平三（監訳）：予防医学のストラテジー—生活習慣病対策と健康増進．医学書院，1998．
3) 近藤克則：メタボリックシンドロームへの保健指導がうまくいかない6つの理由．大阪保険医雑誌 481：4-8，2007
4) National Audit Office：Tackling Obesity in England. 2001.
http://www.nao.org.uk/publications/nao_reports/00-01/0001220.pdf（2016年9月26日最終アクセス）
5) BBC news：Junk food ad ban plans laid out. 2007.2.22.
6) Wanless D：Securing our future health：Taking a long-term view, Final Report. HM Treasury. 2004.
7) 厚生労働大臣：国民の健康の増進の総合的な推進を図るための基本的な方針．厚生労働省告示第四百三十号，2012．
http://www.mhlw.go.jp/bunya/kenkou/dl/kenkounippon21_01.pdf（2016年9月26日最終アクセス）
8) 赤松利恵：中学生の間食選択に関する食態度の検討「間食選択動機」調査票の作成．日本公衛誌 54：89-97，2007．
9) 近藤克則：教育歴と健康格差．教育と医学 637：664-671，2006．
10) 近藤克則（編）：「健康の社会的決定要因」—疾患・状態別「健康格差」レビュー．日本公衆衛生協会，2013．
11) 近藤克則（編）：検証『健康格差社会』—介護予防に向けた社会疫学的大規模調査．医学書院，2007．
12) Fujino Y, Tamakoshi A, Iso H, et al：A nationwide cohort study of educational background and major causes of death among the elderly population in Japan. Prev Med 40：444-451, 2005.
13) Banks J, Marmot M, Oldfield Z, et al：Disease and Disadvantage in the United States and in England. JAMA 295：2037-2045, 2006.
14) Wadsworth M：Early life. Marmot M, Wilkinson RG：Social determinants of health. pp 44-63, Oxford University Press, Oxford, 1999.
15) 苅谷剛彦：「学習資本主義」と教育格差．社会政策学会：格差社会への視座—貧困と教育機会，pp 32-48，法律文化社，2007
16) 東京大学広報委員会：2005年（第55回）学生生活実態調査の結果．東京大学，2006．
17) 岡村繁雄：中学受験—「塾代」年間費用はいくら？　President Online，2013．
18) 室住眞麻子：日本の貧困—家計とジェンダーからの考察．法律文化社，2006．
19) 東京大学学生委員会学生生活調査室：2014年（第64回）学生生活実態調査の結果．東京大学，2015．
20) OECD：Education Policy Analysis 2002 Edition. 2002/御園生純（監訳）：世界の教育

改革 2 OECD 教育政策分析―早期教育・高水準で公平な教育・教育的労働力・国境を越える教育・人的資本再考．明石書店，2006.
21) OECD：In It Together：Why Less Inequality Benefits All. OECD Publishing, 2015.
22) 福田誠治：競争やめたら学力世界一――フィンランド教育の成功．朝日新聞社，2006.
23) 文部科学省：中央教育審議会 初等中等教育分科会（第 42 回）配付資料 初等中等教育に関する主な資料（抜粋版）．p 47，2006.
24) OECD：図表で見る教育 2015 年版 カントリーノート 日本．2015.
https://www.oecd.org/japan/Education-at-a-glance-2015-Japan-in-Japanese.pdf（2016 年 9 月 26 日最終アクセス）
25) Low MD, Low BJ, Baumler ER, et al：Can education policy be health policy? Implications of research on the social determinants of health. J health Polit Policy Law 30：1131-1162, 2005.
26) OECD：OECD. stat. 2016.
http://stats.oecd.org/（2016 年 9 月 26 日最終アクセス）
27) 文部科学省：平成 24 年度要保護及び準要保護児童数について．2014.
http://www.mext.go.jp/b_menu/houdou/26/02/__icsFiles/afieldfile/2014/02/12/1344115_01_1_1.pdf（2016 年 9 月 26 日最終アクセス）
28) 戸室健作：都道府県別の貧困率，ワーキングプア率，子どもの貧困率，捕捉率の検討．山形大学人文学部研究年報 13：33-35，2016.
29) Anderson LM, Shinn C, Fullilove MT, et al：The effectiveness of early childhood development programs. A systematic review. Am J Prev Med 24：32-46, 2003.
30) Costello EJ, Compton SN, Keeler G, et al：Relationships between poverty and psychopathology：a natural experiment. JAMA 290：2023-2029, 2003.
31) Reynolds AJ：Success in Early Intervention：The Chicago Child-Parent Centers. University of Nebraska Press, 2000.
32) Heckman JJ：Skill Formation and the Economics of Investing in Disadvantaged Children. Science 312（5782）：1900-1902, 2006.
33) 和田浩：子どもの貧困．日本小児科医会会報 52：153-155，2016.
34) James A, Soler A, Weatherall R：Cognitive behavioural therapy for anxiety disorders in children and adolescents. Cochrane Database Syst Rev 2005（4）, CD004690, 2005.
35) Pfeiffer PN, Heisler M, Piette JD, et al：Efficacy of peer support interventions for depression：a meta-analysis. Gen Hosp Psychiatry 33：29-36, 2011.
36) Thomson LJ, Camic PM, Chatterjee HJ：Social Prescribing：A review of community referral schemes. London, University College London, 2015.
37) Murphy SM, Edwards RT, Williams N, et al：An evaluation of the effectiveness and cost effectiveness of the National Exercise Referral Scheme in Wales, UK：a randomised controlled trial of a public health policy initiative. J Epidemiol Community Health 66：745-753, 2012.
38) World Medical Association：WMA Statement on Inequalities in Health. 2009.
39) COUNCIL ON COMMUNITY PEDIATRICS：Poverty and Child Health in the United States. Pediatrics 137：ii, 2016.
40) Department for Work and Pensions：Child poverty.
http://www.dwp.gov.uk/childpoverty/（2016 年 9 月 26 日最終アクセス）
41) Department for Work and Pensions：Households Below Average Income：An analysis of the income distribution 1994/95-2013/14. 53, 2015.
42) BBC news：Why child poverty is so hard to beat. 2007.3.27.
43) Department for Education：Setting the 2020 persistent child poverty target. 2014.
https://www.gov.uk/government/consultations/setting-the-2020-persistent-child-poverty-target（2016 年 9 月 26 日最終アクセス）

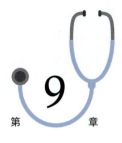

第9章 メゾレベルの危険因子への戦略①
職場・職域における対策

「健康格差社会」への処方箋(対策・政策)は，介入対象を3つのレベル——①ミクロ(個人や家庭)，②メゾ(職場や学校やコミュニティ)，③マクロ(国や社会)に分けて考えられる。このうち②メゾレベルのなかにも，表9-1 に示すように，職場，学校，都市やコミュニティなどにおける多くのリスクやそれへの対策がある。そこで，第

表 9-1　メゾレベルにおける健康に影響する因子や取り組みの例

職場
- 正規雇用者：長時間労働，サービス残業への対策，ワーク・ライフ・バランス
- 非正規雇用者：派遣・請負・パート労働者，ワーキングプア，フリーターなどへの対策
- 共通：職場でのメタボリック・シンドローム対策，職業性ストレス対策，メンタルヘルス対策(うつ，過労死・自殺など)
- 取り組み例：ILO(国際労働機関)＊「安全で健康な職場」

学校
- 健康教育，学校給食，メンタルヘルス(自殺・いじめ・うつなど)対策，スクールカウンセラーの配置，防犯対策

自治体・コミュニティ
- ハード：交通政策(第10章参照)，都市計画・開発，住宅，環境施策など
- ソフト：社会的孤立対策，社会サポート・ネットワークやソーシャル・キャピタルを豊かにする取り組み(居場所づくり，相談窓口づくり，自殺予防へのコミュニティ・アプローチなど)
- 取り組み例：WHO「健康都市」プログラム

＊International Labour Organization；2016年3月1日現在計187か国が加盟する，国際連合と協定を結んだ国際専門機関である。

9〜11章で，以下の3つに分けて取り上げる。

まず本章では，「安全で健康な職場（Safe and Healthy Workplaces）」[1]と「健康な学校（Healthy School）」[2]など，職場と学校を取り上げる。第10章では，建造環境（built environment）と健康の関係に着目したWHOの「健康都市（Healthy Cities）」プログラム[3]を，そして第11章で，コミュニティにおけるソーシャル・キャピタルを取り上げる。

⚖ メゾレベルの取り組みの特徴

前章のミクロレベルでの取り組みと比べたとき，メゾレベルには少なくとも3つ特徴がある。

1つは，ミクロとマクロの両面からの影響を大きく受けていて，メゾレベルだけを取り出して検討することが難しい点である。メゾレベル（たとえば職場における健康問題）は，ミクロレベル（たとえば個人の生活習慣や家庭での介護問題など）の影響も受けている。ある職場やコミュニティに属する人たちの健康状態が悪かったとしても，そのうちどの程度が個人の要因に起因している（たとえば，健康によくない生活スタイルをとっている個人がそこに集まっているせい）か，それとも職場やコミュニティのあり方に起因している（たとえば，健康的な生活スタイルだった人でも，そこに移ってきてから不健康になった）かを，厳密に区別するのは容易でない。また，対策を考えるとき，国による法律・規制・予算などの多面的な政策的支援なしに，職場・学校・自治体独自の努力だけで進める対策は，十分な効果を期待できないことも多い。この特徴のため，メゾレベルへの対策であっても，ミクロやマクロレベルからのアプローチを含む，総合的な対策を必要としている。

2つには，1人の人が多くのコミュニティに属していることである。居住地域という意味でのコミュニティ以外に，私でいえば，いろいろな分野の研究者のコミュニティや職場でのコミュニティに属している。最近では，インターネット上でフェイスブックやツイッターなどのSNS（social networking service）上のコミュニティもある。この

意味でも，職場だけ，学校だけ，地域だけでの取り組みでは十分でなく，他との連携した取り組みを必要としている。

3つ目は，これら2つの特徴のために，関連する多くの要因を考慮したうえで，メゾレベルだけにおける効果を取り出して検証することが，ミクロレベルに比べ困難なことである。介入研究で効果を検証するときにも，ミクロ（臨床）レベルのように，無作為化対照比較試験をすることはできない。その一方で，先駆的な試みが，WHOやILOのような国際機関から草の根レベルまでの広い範囲でみられる。その理由は，上述の2つの特徴があるにもかかわらず，職場やコミュニティなどのあり方が健康に影響していることは経験的に明らかだからだろう。

いろいろな取り組みによって，どのような，どの程度の効果があるのか。科学的・実証的な評価研究に加え，新聞報道レベルのものも含めたさまざまな手だてがありうることを示したい。

職場でのリスクと取り組み
①メタボリック・シンドローム

働き盛りの世代の多く，特に男性は，職場で多くの時間を過ごしており，そこで多くのリスクにさらされている。それらのリスクへの対策も，職場や事業所・企業レベルでできることがいろいろある。

◆健康的な食事の提供

家森が，ヘルシーランチ（健康的な昼食）メニューという取り組みを紹介している（日本経済新聞2006年7月2日）。40〜63歳の53人の対象を，栄養バランスに配慮した「ヘルシーランチ」群と，大豆や魚を多用した（イソフラボンやDHA）「強化ランチ」群の2群に分けた二重盲検である。1か月間で，両群とも肥満度や血圧が改善したほか，「強化ランチ群」では悪玉コレステロールが減少し，善玉コレステロールは増加し，動脈硬化のリスクが1割下がったという。兵庫県ではこれを受けて健康ひょうご21県民運動の一環として「ヘル

シー弁当」キャラバン参加企業の募集が行われるなどの施策につながっている。

体脂肪計メーカーとして有名なタニタの社員食堂では，1食500 kcalでも満腹になるメニューを提供した結果，社員が最高で21 kgものダイエットに成功したという[4]。今では，タニタのレシピは，メディアや書籍，クックパッドなどインターネット上でもすっかり有名になり，宅配まで実施している。

ランチは1日1食にすぎないともいえるが，1日3食のうちランチだけでも健康的なものになれば，食事の1/3を健康によいものにできたともいえる。野菜不足の外食や揚げ物が多い総菜に偏りがちな1人暮らしの社員・職員の健康状態を改善して，健康格差の縮小につながりうる取り組みである。

◆健康経営®

メタボリック・シンドロームをはじめとする生活習慣病やメンタルヘルスなど，従業員の健康に配慮した経営を行う「健康経営」（NPO法人健康経営研究会の登録商標）が注目されている。経済産業省によれば，「健康経営」とは，「従業員の健康保持・増進の取り組みが，将来的に収益性などを高める投資であるという考えの下，従業員の健康管理を経営的な視点から考えて，戦略的に取り組むこと」[5]である。

従業員の健康がよくなることで，健康保険組合の保険料の抑制になるだけでなく，体調不良による早退・欠勤の減少，生産性の向上など，経営活動にもよい効果がみられるとする『会社の業績は社員の健康状態で9割決まる』[6]と題する書籍も出ている。経済産業省は「企業が従業員の健康づくりを経営的な視点でとらえ，戦略的に取り組むことは，従業員や組織の活性化をもたらし，結果的に企業の業績向上や株価向上につながる」[5]ことまで期待している。

個人の生活習慣が原因と見なされがちなメタボリック・シンドロームの原因は，実は職場にもある。職業性ストレスが高い状態にさらされている人では，他の生活習慣などの影響を差し引いても，およそ

2.25倍もメタボリック・シンドロームが多かったという報告がある[7]。となると対策も職場レベルで必要になる。

　事業所や部門ごとに比較分析する取り組みも出てきている[8]。ある大企業の健康保険組合から聞いた話では，それまでの社員研修などへの投資分を含め，社員がうつなどで休職したときの損失は大きいので，職場単位で社員の心身の健康状態をモニタリングしているという。そして，ある職場で悪くなると，本人だけでなく，その上司も呼ばれ，「何か心当たりはないか」とフィードバックするという。それでも変わらない場合には，上司の職場異動や降格も検討されるという。

　職場ぐるみで取り組めば，個人による努力だけより大きな効果が期待できる。職場単位やグループ間で平均歩行量を競い合って上位を表彰する取り組みや，「健康管理もできない男に仕事ができるか」などというスローガンを掲げられたら，それまで無関心であった人のなかにも「仕事のように」取り組む社員は一定数いるであろう。

　ただし，気をつけなければならないのは，対象となる社員は誰かという点である。ある企業では，割安で健康的なメニューがある社員食堂を使えるのは正社員のみで，社員証を持たない非正規雇用の社員は利用できないという。社員食堂を使え，健康経営の対象とされ，メンタルヘルスチェックの対象とされるのが正社員のみというやり方では，正規・非正規労働者間の健康格差を助長してしまう。

職場でのリスクと取り組み ②**長時間労働と対策**

▶先進国で飛び抜けた長時間労働

　日本では異常な長時間労働がみられることは，第2章「仕事と健康」で述べた。もう少しデータを加えておこう。日本では，会社員5268万人のうち，10人に1人以上（617万人）が，夜10時過ぎまで残業していた。「先進国で飛び抜けた『（残業）大国』」（朝日新聞2007年2月8日）である。ILOの国際比較データ（2005年）によると，週に50時間以上労働している就業者の比率は，ヨーロッパの12

か国では10%前後である。イギリスが約12%，オーストラリア，アメリカ，ニュージーランドなどが15%前後で，いわゆるアングロサクソン系といわれる国々で多い。それらに対し日本は28.1%と，まさに「飛び抜けている」のである[9]。連合総合生活開発研究所による2009年の調査で男性の在社中残業時間の4か国比較をみると，フランス31.9分，アメリカ34.7分，韓国46.7分に対し，日本は92.3分である。休日に家で仕事をする時間をみると，逆に日本が一番短いものの，合計でははやり日本が一番長い。

　長時間労働は，一般には職階が低い層に多くみられ，健康をこわす原因になるので，職場における健康格差の原因となる。ではどうしたらよいのか。他国の長時間労働抑制策が参考になる。

◆残業代の割増率の引き上げ

　まずは残業代の割増率の引き上げである。平日の割増率は，日本では基本賃金の25%以上となっているが，アメリカでは50%である。日本の休日割り増し率は35%だが，ベルギーのように100%という国も複数ある。割増率の分母となる賃金も違う。日本では，住宅手当や賞与を除いた基本給に割増率をかけるが，ヨーロッパではこれらすべてを含んだ数字にかけるので，実際の残業代の差は割増率の差よりも大きい。

　日本では割増額が低いので，企業は新しく人を雇うよりも残業をさせたほうが得である。残業させるより人を増員したほうが安くなるようにするための残業代の割増率は，厚生労働省の試算によると，いまの約2倍の53.2%だという。

◆総労働時間の規制

　残業代の割増率を引き上げただけでは問題は解決しない。その理由は2つある。1つは，サービス残業（不払い残業）の存在である。労働者の2人に1人が経験しており，1社100万円以上のものに限っても，厚労省が摘発した総額は2005年で233億円にも上った。

　もう1つは，合法的な残業である。たとえば，医師の長時間労働

の一因である「当直」は，現在の労働基準法では労働時間とみなされない。管理職にも「残業」はない。

これらの「穴」をふさいでからでなければ，割増率を引き上げても問題は解決しない。総労働時間の実効性のある規制が必要である。

仮に規制が強化されても，日本では「無言の圧力」により実質的な残業が減らず，隠れ残業となる恐れもあるから，職場の空気（規範）を変える必要がある。ノー残業デイの実施や強制的な一時消灯などで残業を減らそうという，企業・事業所レベルの取り組みも行われている。

◆労働ビッグバンと揺れ戻し

政府の経済財政諮問会議は，2006年11月30日に大胆な規制緩和で労働市場の流動化を図る「労働ビッグバン」を打ち出した。そこにはホワイトカラー・エグゼンプション（ホワイトカラー労働時間規制適用免除制度）など，さらなる長時間労働を招きかねない内容を含んでいた。一方，マスコミや世論の反発もあった。例えば「ここまで来た"働かされすぎ"—過労死大国」という特集をビジネス誌が組んだ（エコノミスト2006年7月25日号）。実際に2016年に新入社員の過労自殺が労災認定された電通では，長時間労働を奨励するような社訓を社員手帳から削除し，人員不足の部署に社員の1割を異動すると発表した。安倍政権も，2016年9月に働き方改革実現会議を開催するに至っている。健康の視点からみれば，長時間労働は許すべきではない。多くの人にとって当たり前と思われることを，政策や実態に反映させるには，「世論の力」や企業の努力，政府による対策などが必要であることを，この揺れ戻しは象徴している。

 職場でのリスクと取り組み ③職業性ストレス対策

◆職場内での社会サポート・ネットワークの再構築

第2章で触れた職業性ストレスへの対策もみておこう。

仕事上要求される負荷量が多くても，同僚のサポートがあれば，ス

トレスを緩和できる。しかし，成果主義の導入で，成果として評価されない同僚や部下へのサポートは弱くなり，社員同士のつながりも希薄化した。そのことがストレスを高めているという声は多かった。

企業側の危機感もあって，社員同士で表彰する機会を設けたり，親睦会や運動会，社員旅行などを復活させたりする動きが広がっている。そんな報道をみる機会が増えた。これは職場における社会サポート・ネットワークの再構築によって，職業性ストレスを緩和する試みといえよう。

◆ヨーロッパにみる体系的な対策

この面でもヨーロッパに先駆例がある[10]。

職場ストレス対策の進み具合を，6つの基準（法律的枠組みがあるか，国レベルでのモニタリングシステムはあるか，ストレス対策は組織志向か個人志向か両方か，ストレスのコストと対策のベネフィットに関する信頼できるデータはあるかなど）で，11か国を3つのグループに分けた報告がある。

それによれば，北欧が先頭集団である。これらの国では，労働環境法（スウェーデン，1991年）などの法的な整備がなされ，経営トップや管理職を巻き込んだストレス対策プログラムが導入されるとともに，その効果評価がなされている。そのなかから，ストレス対策費用を上回る生産性の向上と，ストレス関連障害の減少という効果を報告した例もみられるという[10]。

日本でも，精神障害を原因とする労災認定件数の増加などを受け，労働者の安全と健康の確保対策を充実させるため，2014年に労働安全衛生法が改正された。労働者の心理的なストレスの程度を把握するための検査（ストレスチェック）の実施も2015年12月から事業者に義務付けられた。事業者は労働者の希望に応じて医師による面接指導を実施し，必要な場合には，作業の転換，労働時間の短縮など適切な措置を講じなければならないこととなった。職業性ストレスは職階が低い層で高い傾向があるので，それを緩和することで，健康格差を抑制できる可能性がある。ただし当分の間，従業員50人未満の事業

場については努力義務とされており，中小企業と大企業の間の格差は広がる恐れがある。

 安全性と競争力は競合するのか

　企業の立場に立ってみれば，激しくなる国際競争で勝ち抜くためには，生産性を高め，競争力をつけることが必要である。その手っ取り早い方法が，人を雇わない（あるいは人員削減）で，少ない労働者にサービス残業や長時間労働をさせること，成果主義賃金を導入して総人件費を抑えることである。だから「これらを規制することは現実的でない」という経営者の声が聞こえてきそうである。

　確かにこれらは確実に効率を高める方法である。ただし，短期的にみれば，である。無理は長続きしない。過酷な労働環境は，早期離職を招き，残った人材にはさらに負担がかかり，人材は育たない。

　実際，競争力と労働災害による死亡事故との関係をみてみると，安全性と競争力との間に負の関係が見出せる。図9-1は，国際比較したもので，安全性の高い国ほど，国際競争力も高い傾向があることがわかる。同じような関係は，企業間で比較してもみられるという[1]。健康な職場や国のほうが，大局的，長期的にみれば，生産性や競争力は高いのである。

　部分的，短期的にみれば，どのような国，どのような企業であろうと，競争相手が同時に同じような行動をとらないかぎり，労働者に望ましい施策を導入する余裕はない。だから企業任せではうまくいかない。適切な規制（ルール）づくりや制度設計など，国でなければできないことがある。ここでも当たり前のことを企業や国にさせるのに「世論の力」や社会対話（social dialogue）が必要である。

 安全で健康な職場

　社会対話を推進することも使命とするILOが提唱しているのが，

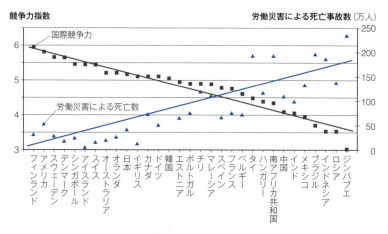

図 9-1　国際競争力と労働災害
(WHO：Healthy Settings, Types of Healthy Settings, Healthy Cities. 2016)

「安全で健康な職場」[1)]の取り組みである。

その基本文書のなかでは，まず国際的な労働に関する基準と基本原則，仕事に関わる権利の重要性を述べている。そして貧困から脱出できる賃金水準などを中心的要素とするディーセントな（働きがいのある人間らしい）[11)]雇用（decent employment）を保障することが，安全性や健康水準だけでなく生産性も高めると指摘している。そして，「すべての人に社会的保護を（Social protection for all）」提供するために，事業者と国の両方におけるマネジメントシステムの導入や教育・訓練・情報の提供などを行うべきと述べている。これらの取り組みを進めるためには，雇用者と労働者と政府の3者間，および社会対話が重要としている。

また，ILO 憲章が謳うように「いずれかの国が人道的な労働条件を採用しないことは，労働条件の改善を希望するほかの国の障害となる」。つまり，国際的な協調による労働者を守るための「もう1つのグローバリゼーション」が必要である。

学校における取り組み

学校を拠点にした取り組みも，国内外でなされている。

◆日本

日本では近年，子どもの貧困と，その子たちが無料や低額で食事をできる「子ども食堂」が話題となっている[12]。夏休みなど給食がない長期の休み明けには体重が落ちている子どもがいるというほど，空腹を抱える子どもたちにとって学校給食がもつ意味は大きい。空腹を抱えるほどでない子どもにとっても，給食が食育上もつ重要性がある。母子家庭で，母親が2つ仕事を掛け持ちしているようなケースでは，値段のかさむ野菜たっぷりでバランスはよいが時間のかかる手作り料理などをつくっている余裕はない。そのような家庭環境で育てば，健康にとって望ましい食事とはどのようなものなのかを学ぶ機会を家庭には期待できない現実がある。

自宅では歯磨きをしてもらえない，育児放棄（ネグレクト）を疑われるような子どもたちにとって，学校でみんなで行う歯磨きやフッ化物洗口は，虫歯予防に重要な役割をもっている。

学校健診も，病気の早期発見に有効な取り組みである。ただし，何か異常が疑われて受診勧奨をしても受診できないほど，深刻な貧困などに追い詰められている子どもたちがいることを忘れてはならない。

◆アメリカ

アメリカ疾病対策予防センター（Centers for Disease Control and Prevention：CDC）が進める「健康な学校」[2]など，学校を子どもたちの健康づくりの拠点にしようという取り組みがある。

学校での健康づくりは，第1段階の感染症から第2段階の個人の健康行動へと重点対象を移しつつ，健康教育，学校の環境，保健サービスの3つの要素が重要とする学校保健（school health）モデルから始まった[13]。第3段階では健康の社会的決定要因の重要性に気づか

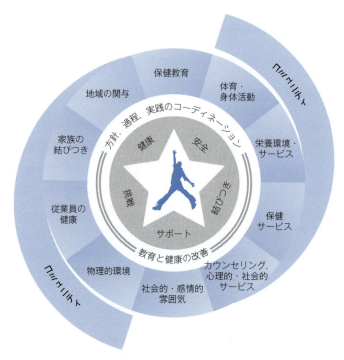

図 9-2　アメリカの WSCC モデル
（Birch D, Videto D：Promoting Health and Academic Success. Human Kinetics, 2015）

れ，教育関係団体である ASCD（Association for Supervision and Curriculum Development）と CDC とが連携して，図 9-2 に示す 10 の要素を含む WSCC（The Whole School, Whole Community, Whole Child）モデルへと発展させてきた[13]。健康だけでなく，学習面での到達度なども視野に入れ，評価にも取り組んでいる。

　肥満が問題となっているアメリカでは，肥満予防のために，栄養，運動などについて，学校だけでなく，コミュニティも巻き込んで対策をとっている[2]。消費者物価指数の伸び率をみると，全食品の平均に比べ，脂肪・油などや砂糖・菓子類が低いのに対し，生鮮野菜や果物の物価上昇率が高い（図 9-3）[14]。言い換えれば，低所得者ほど，値段が相対的に安くなった脂肪・油などや砂糖・菓子類を選択し，高く

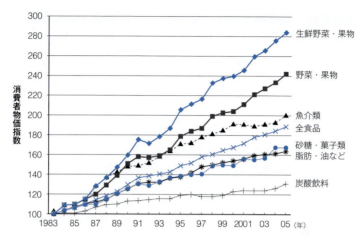

図 9-3　アメリカの消費者物価指数（1982〜1984 年を 100 とした）
（自治体国際化協会ニューヨーク事務所：米国における子ども達の肥満とその対策―学校での取り組みを中心に．Clair Report 355, 7, 2011）

なった生鮮野菜や果物の摂取量が減る方向に，健康の社会的決定要因が変化したことを意味する．さらに低所得者ほど1マイル以内にスーパーマーケットがなく，生鮮食品が手に入りにくいという「食の砂漠（フードデザート）」に直面していることが明らかになった．

そこで，オバマ政権では，5つの重点の1つに，健康的で安価な食物へのアクセスを確保することを掲げた．その他，低所得者に対する無償の給食や，朝食を欠食する子どもを減らすための朝食の提供プログラム，通学路の治安対策なども始めた．日本では考えられないが，校内でのお菓子や飲料の広告のほか，自動販売機でのジャンクフードや加糖飲料水の販売がされているので，それらを禁止する法律が2011年に下院を通過した[14]．

日本とは事情が異なる点もあるが，健康教育や学校保健にとどまらないで，健康の社会的決定要因を視野に入れ，コミュニティとともに，環境への介入を含む取り組みをしている点が，参考になる．

◆　◆　◆

これまでの多くの研究から，社会的孤立や長時間労働，職業性スト

レスなどが，「健康格差」の一因であることは間違いない．また，社会問題となっている少子化の原因としても，長時間労働やワーク・ライフ・アンバランスは無視できない．また子どもの貧困対策，あるいはライフコースの視点からみて，学校での取り組みの重要性は増していくだろう．

　職域や学校において取り組める健康格差社会への処方箋には，今回触れられなかったものを含めいろいろな可能性について，多面的，体系的な検討が期待される．

■文献
1) ILO：Safe and healthy workplaces—Making decent work a reality. International Labour Organization, 2007.
http://www.ilo.org/wcmsp5/groups/public/---ed_protect/---protrav/---safework/documents/publication/wcms_108634.pdf（2016年9月26日最終アクセス）
2) CDC：Healthy Schools. 2016.
http://www.cdc.gov/healthyschools/index.htm（2016年9月26日最終アクセス）
3) WHO：Healthy Settings, Types of Healthy Settings, Healthy Cities. 2016.
http://www.who.int/healthy_settings/types/cities/en/（2016年9月26日最終アクセス）
4) タニタ：体脂肪計タニタの社員食堂—500 kcalのまんぷく定食．大和書房，2010．
5) 経済産業省：平成27年度健康寿命延伸産業創出推進事業健康経営に貢献するオフィス環境の調査事業「健康経営オフィスレポート—従業員がイキイキと働けるオフィス環境の普及に向けて」．2016．
http://www.meti.go.jp/policy/mono_info_service/healthcare/downloadfiles/kenkokeieioffice_report.pdf（2016年9月26日最終アクセス）
6) 古井祐司：会社の業績は社員の健康状態で9割決まる．幻冬舎，2015．
7) Chandola T, Brunner M, Marmot M：Chronic stress at work and the metabolic syndrome：prospective study. BMJ 332：521-525, 2006.
8) 厚生労働省保険局保険課：被用者保険におけるデータ分析に基づく保健事業事例集（データヘルス事例集）．厚生労働省保険局保険課，2013．
http://www.mhlw.go.jp/file/06-Seisakujouhou-12400000-Hokenkyoku/data_health_case_studies.pdf（2016年9月26日最終アクセス）
9) 労働政策研究・研修機構：データブック国際労働比較．労働政策研究・研修機構，2015．
http://www.jil.go.jp/kokunai/statistics/databook/2015/documents/Databook2015.pdf（2016年9月26日最終アクセス）
10) 小林章雄，竹内清美：産業・経済変革期の職場のストレス対策の進め方　一次予防（健康障害の発生の予防）：欧米におけるストレス対策．産業衛生学雑誌44：1-5，2002．
11) ILO駐日事務所：ILOについて．2013．
http://www.ilo.org/tokyo/about-ilo/lang-ja/index.htm（2016年9月26日最終アクセス）
12) NHKおはよう日本：子どもの貧困　広がる「子ども食堂」．2016．
http://www.nhk.or.jp/ohayou/digest/2015/10/1023.html（2016年9月26日最終アクセス）
13) Birch D, Videto D：Promoting Health and Academic Success. Human Kinetics, 2015.
http://www.cdc.gov/healthyschools/wscc/index.htm（2016年9月26日最終アクセス）
14) 自治体国際化協会　ニューヨーク事務所：米国における子ども達の肥満とその対策—学校での取り組みを中心に．Clair Report 355, 7, 2011.
http://www.clair.or.jp/j/forum/pub/docs/355.pdf（2016年9月26日最終アクセス）

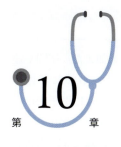

第10章 メゾレベルの危険因子への戦略② 健康なまちづくり

　本章では，メゾレベルのなかでも，都市計画など，まちづくりのハード面の重要性について考える。

　環境にも物理環境と社会環境とがあり，物理環境の中には，傾斜などの自然地理的環境だけでなく，人が作り出した建造環境（built environment）が含まれる[1]。この建造環境や近隣環境が，健康の社会的決定要因の1つとなり，健康と関連を示すことがわかってきた[2-5]。

　関連するWHOの動きでいえば，UN-HABITAT（国際連合人間居住計画）との共同レポート「Hidden cities：Unmasking and overcoming health inequities in urban settings（隠れた都市の姿：健康格差是正を目指して）」[6]の公表や，「健康都市」プログラム[7,8]，「高齢者に優しいまち（Age Friendly Cities）」[9]，Urban HEART（Urban Health Equity Assessment and Response Tool；都市における健康の公平性評価・対応ツール）[10]の開発（第14章参照）などがある。国内でいえば，2014年に国土交通省が「健康・医療・福祉のまちづくりの推進ガイドライン」を公表している。

　本章では，これらを簡単に紹介しながら，都市計画が健康政策として，そして健康格差対策として，考慮すべき重要なアプローチであることを述べる。

建造環境と健康との関連

建造環境とは，人が作り出した，あるいは，手を加えた，空間や建物，構造物を指す[4]。具体的には，**表10-1**のようなものに着目する[11]。例えば，公園・緑地に着目する場合，500 mごとに格子状に区切った区域（500 mメッシュ）に占める面積割合や人口1000人あたりの数，居宅までの（直線あるいは道路に沿った）距離など，いろいろな視点で評価される。

使われる指標が無数にあり，人口密集地域か過疎地域かなどによっても関連が異なると考えられ，結果は必ずしも一貫しているわけではない。しかし，徐々に，望ましい建造環境であるほど，その地域に暮らす人たちの歩行量や身体活動量が多く，健康によい食生活や精神保健，医療へのアクセスがよい傾向がみられ，一方で肥満，糖尿病，高

表10-1 建造環境の例

近隣の特徴	建物の色などの多様性，手入れされた植栽，壊れた窓，ファストフードやお酒の広告，ベンチなどの有無
交通環境	歩道，歩道と車道の分離，公共交通機関
土地利用	多様性：住宅街（戸建て，集合住宅），農地，森林，廃墟
目的	教育：学校 レクリエーション：公園・緑地，屋外競技場，プール，文化娯楽施設 食事：レストラン，コーヒーショップ，ファストフード 食料品：スーパーマーケット，コンビニエンスストア 医療：医療機関 買い物：小売店，ショッピングモール フィットネス：屋内フィットネス施設 宗教施設：教会など オフィス：オフィス街，倉庫 有害施設（detriments）：バー，ナイトクラブ，酒店，タバコ店
道路の接合	横断歩道，中央分離帯

〔Malecki KC, Engelman CD, Peppard PE, et al：The Wisconsin Assessment of the Social and Built Environment（WASABE）：a multi-dimensional objective audit instrument for examining neighborhood effects on health. BMC Public Health 14：1165, 2014 より抜粋〕

血圧，循環器病リスク[12]，うつなどが少ないことを示唆する報告が増えてきている。

日本でも，運動に適した公園や緑地から1km以内に住む高齢者では運動頻度が2割多いこと[12]，歯科へのアクセスがよい地域に暮らしている高齢女性にはかかりつけ歯科医がいる確率が高いことなどが報告されている[13]。

「健康都市」プログラム

WHOのオタワ憲章で提唱されたヘルスプロモーションの鍵となる原則に，健康な環境（healthy settings）[7]という考え方がある。そのなかには，都市，村，学校，職場，医療機関などいろいろなものがある。

その1つが，「健康都市」プログラムである。これは，WHOが提唱する都市における健康開発（health development）の取り組みである[7, 14]。これはWHOヨーロッパ事務局で始まり，ヨーロッパだけで30か国の1400以上の都市が参加し，34都市が参加する日本を含むアジアやオーストラリアなどにも広がりをみせている。そこでは，①健康格差と都市における貧困，②社会的弱者（vulnerable）グループのもつニーズ，③参加型運営，④社会・経済・環境的な健康決定因子を特に重視する[8]。

第4期（2002～2008年）の重点は，①健康な加齢（healthy ageing），②健康な都市計画，③健康への（諸政策の）影響予測評価（health impact assessment）[15]，第5期（2009～2013年）のキーワードは，健康の公正・公平（equity），社会正義，持続可能な開発，市民のリーダーシップ，統合された体系的なアプローチなどであった[16]。

都市と健康

　この運動の背景には，都市のなかには無視できない健康格差がみられることと，それに対処すべきという理念「すべての人に健康を(Health for All)」と，「健康には社会経済的な因子も影響している」という科学的知見の蓄積があった[6]。だから，都市に暮らす住民の健康水準の向上は，個人の努力だけでは実現できない，都市の運営・開発を担う地方自治体の多面的な関与が不可欠だという認識がある。具体的には，貧困，都市開発，住宅，栄養・身体活動，防犯，交通政策に至るまで，健康のために地方自治体にできることはたくさんある。

　私も改訂プロセスに関わったWHOとUN-HABITATのグローバルレポート改訂版[17]では，健康格差の縮小が，都市での健康への取り組みを進展させるために重要であり，都市部の貧困層の健康に関するニーズを満たすためにユニバーサル・ヘルス・カバレッジの推進が必要だと述べられている。そして，人々のための都市計画，移動手段，住まい，治安などが重要であり，健康の公平性に向けて参加型の意思決定や官民連携，多部門が連携した取り組みを進める必要性を述べている。

 ## 都市計画と健康─交通政策を例に

　ここでは交通政策を例に取り上げ，都市計画がどのように健康に影響するのかをみてみよう。

　考えてみると交通政策の健康へのインパクトは意外に大きい。1つには，交通量が多いエリアでは，排気ガスによる大気汚染で呼吸器疾患が増えるだろう。そのような地域には，お金持ちよりも低所得の人たちが住んでいる。また国際赤十字社によれば，自動車の交通事故により，世界中で毎年50万人が死亡し，1500万人以上が負傷している。そして2020年には，死亡と障害の原因として，うつ病と心疾患についで第3位になると予測されている。これは交通事故が，呼吸

器感染症やがん，脳卒中などよりも重大な健康問題になることを意味する[14]。

　また，交通事故は自動車で多く，公共交通機関では少ない。さらに，事故死にも，社会経済的格差があることが知られている。イギリスでは，5段階の職業階層の最高層に比べ，最低層の子どもの交通事故死は4倍も多い。アメリカでも，貧しい地域の運転者は，裕福な地域の運転者よりも事故の発生率が高いという[14]。日本の高齢者を対象としたJAGESプロジェクトでも，交通事故が多いと感じている人が多い地域では，心血管疾患のリスクが高いことが示されている[18]。交通事故対策にすら「健康格差」の視点が必要なのである。

◆交通手段と生活習慣病

　交通事故による死亡や傷害だけではない。欧米では，死因のトップは，冠動脈疾患である。それを予防するうえで，定期的な運動が重要である。

　心臓発作の発生率は，ほとんど歩かない人に比べ，毎日21～40分歩く人で全死因死亡率は15%少なく，60分以上歩く人では半分になる（年齢調整済み）。サイクリングでみても，運動強度が増えるほど減少し，中等度でおよそ3割，強度なら6割も減少する[14]。

　つまり，自動車通勤をやめて，徒歩や自転車通勤を増やせば，生活習慣病の予防効果が期待できる。

◆交通と精神保健

　都市計画で，必要な施設に歩いて行ける安全でコンパクトな都市づくりが進めば，車をやめて歩行する人が増える。そうすることで身体活動量が増え，乗り物に乗っている通勤時間などが短縮され，交通費も安くなり経済的な負担が減る[17]。運動量が増えると，うつの予防・改善など精神保健上も望ましい効果があることは，80本の無作為化対照比較試験のメタ分析で，すでに1990年には報告されている[19]。また，交通量が多いところのほうが，生活の質（QOL）が低く，特

表 10-2 交通政策への介入例

歩行や自転車利用の促進策
・交差点や道路において自動車よりも歩行者優先とする（歩行者天国など）
・すべての道路に，自転車専用道路を設置する
・駐輪場を整備し，利便性を上げる
・都市計画において，歩行と自転車で便利な範囲に重要な施設を配置する，など

公共交通機関利用の促進策
・自転車を公共交通機関にもち込めるようにする
・公共交通機関の本数を頻繁にし，定時運行，接続を改善して利便性をあげる，など

自動車利用の抑制策
・交通制限（市街地への乗り入れ禁止や課税），パーク＆ライド（郊外に大きな駐車場を設置し，町の中心部との間にバスを運行）など
・乗客が3人以上いることを要求，乗り入れ許可車の総台数の制限
・自動車課税の増税，など

に子どもや高齢者のストレスが多く，社会ネットワーク（第 11 章参照）が乏しい。しかも，そのような地域ほど地価が安いため，低所得層ほど，そのような地域に暮らさざるをえない[14]。

◆介入政策の例

つまり，自動車通勤でなく，歩行や自転車，公共交通機関の利用を促すことは，交通事故による死傷者も生活習慣病も減少させ精神保健上もよい。そして，自動車の交通量を抑制することで，QOL や社会ネットワークの面でも，望ましい状態が期待できる。さらに，排気ガスが減れば呼吸器疾患も減少する可能性がある。

それらを実現するためには，**表 10-2** にあげたような介入政策が考えられる。それは，①歩行や自転車利用を促す介入策，②公共交通機関の利用を促す介入策，③自動車利用を抑制する介入策の 3 つに分けて考えることができる。

一見，これらの政策介入にはコストがかかりすぎるようにみえる。たとえば，公共交通機関の利便性を高めるには，相当のコストがかか

る。しかし，それにより減少する交通事故死による損失や，生活習慣病対策費用，遠隔地まで医療サービスや行政サービスを届けることなどを含む，公共交通部門以外の社会的なコストまで考慮した場合，はたしてどちらが高いのかは検討に値する。

交通政策以外の諸政策の例

　ここでは交通政策の例を取り上げたが，それ以外にも多くの政策介入がすでに行われている。日本でも多くの都市で導入済みのものでいえば，駅周辺の路上などに禁煙エリアを設定し過料（地方公共団体の条例，規則違反に対する金銭罰）を課す条例の制定である。アメリカ西海岸の州では，子どもの肥満の原因になるからとファストフード店の学校の近隣への出店規制も導入されているという。

　逆に，優遇策も利用されている。ニューヨーク市では，野菜やフルーツの摂取量が少ないエリアを調べたら貧困地帯であり，それらの地域には，野菜やフルーツを売っている店自体が少ない「食の砂漠（フードデザート）」であることも理由と考えられた。そこで一定の店舗面積を野菜やフルーツ売り場にした小売業者には減税するという措置をとっている[20-22]。

　「健康都市」以外にWHOが提唱するもう1つの取り組みが，「高齢者に優しいまち」である[9]。構成要素として，公共交通機関へのアクセスをはじめとした建造環境のほか，住宅，社会参加，尊厳，医療サービスへのアクセスなど8領域が示されている。2015年には，これらを測定するための尺度が提案されている[23]。

健康・医療・福祉のまちづくりの推進ガイドライン

　日本では，国土交通省も動き出している。2014年に発表された「健康・医療・福祉のまちづくりの推進ガイドライン」[24]では，5つの取り組みが必要としている。①住民の健康意識を高め，運動習慣を身

につける，②コミュニティ活動への参加を高め，地域を支えるコミュニティ活動の活性化を図る，③日常生活圏域・徒歩圏域に都市機能を計画的に確保する，④街歩きを促す歩行空間を形成する，⑤公共交通の利用環境を高める，である。また，都市のコンパクト化の推進と社会参加に注目している。

　具体例としては，まちづくりによる健康増進を図るために，健康づくりと交流する機能を併せもつ「健康交流の家」などの拠点を整備した例がある。開設後に利用者が増え，221名を対象に開設前後（1年間）の健康行動の変化を調べた結果，歩く機会が44.4%増え，外出する機会（47.1%），会話する機会（62.2%），趣味の会へ参加する機会（30.6%），スポーツの会へ参加する機会（23.7%）も増加がみられた。また健康行動が増加した人では，主観的健康感が改善した割合も高かったと報告されている[25]。

　同ガイドラインでは，課題や優先施策について関係者間の共通認識を得るため，自らのまちについて分析・評価（「診断」）することが有効としている。「診断」では，指標の値を全国平均と比較することや，地理情報システム（Geographic Information System：GIS）などによる見える化の活用を勧め，健康・医療・福祉のまちづくりの診断指標（案）を提案している。

　建造環境とは少し離れるが，市町村にできる健康格差対策という意味で，触れておきたいことがある。第9章で述べた非正規雇用者や就労を希望する高齢者や障害者を，自治体が直接雇うことは，限られた財政のなかでは難しい面もある。それでも，公的事業を担う業者を入札で決めるときに，正規雇用者や高齢者・障害者の雇用率が高い事業者が有利になるような入札資格や評価基準にすることを通じて，事業者が非正規雇用者や高齢者・障害者の雇用条件の改善などを意識するように仕向けることはできる。

　本章で紹介した建造環境と健康との関連を始め，健康都市や高齢者に優しいまちづくりの取り組みが，息長く続けられることで，健康格

差の縮小は期待できる。全国に1700余の市町村があるなかで，日本から正式参加している都市（市町村）は，「健康都市」でも34[7]，「高齢者に優しいまち」では一桁に留まっている。今後，取り組む市町村が増えること，そして政策や取り組みの効果検証が進められること，効果の大きな方法が解明されて他の市町村に普及していく仕組みをつくること，などが期待される。

■文献
1) 花里真道，近藤克則：「健康なまちづくり」とマネジメント・ツール—国内外の動向とJAGES HEART. 都市政策 157：13-24，2014.
2) Renalds A, Smith TH, Hale PJ：A systematic review of built environment and health. Fam Community Health 33：68-78, 2010.
3) Garin N, Olaya B, Miret M, et al：Built environment and elderly population health：a comprehensive literature review. Clin Pract Epidemiol Ment Health 10：103-115, 2014.
4) Schule SA, Bolte G：Interactive and independent associations between the socioeconomic and objective built environment on the neighbourhood level and individual health：a systematic review of multilevel studies. PloS One 10：e0123456, 2015.
5) Diez Roux AV, Mair C：Neighborhoods and health. Ann N Y Acad Sci 1186：125-145, 2010.
6) WHO, UN Habitat：Hidden cities：Unmasking and overcoming health inequities in urban settings. 2010.
http://www.who.int/kobe_centre/publications/hidden_cities2010/en/（2016年9月26日最終アクセス）
7) WHO：Healthy Settings, Types of Healthy Settings, Healthy Cities. 2016.
http://www.who.int/healthy_settings/types/cities/en/（2016年9月26日最終アクセス）
8) WHO Regional Office for Europe：Healthy Cities. 2016.
http://www.euro.who.int/en/health-topics/environment-and-health/urban-health/activities/healthy-cities（2016年9月26日最終アクセス）
9) WHO：Global Age-friendly Cities：A Guide. 2007.
10) WHO：Urban HEART—executive document. WHO, 2010.
http://www.who.int/kobe_centre/publications/urban_heart_jp.pdf（2016年9月26日最終アクセス）
11) Malecki KC, Engelman CD, Peppard PE, et al：The Wisconsin Assessment of the Social and Built Environment（WASABE）：a multi-dimensional objective audit instrument for examining neighborhood effects on health. BMC Public Health 14：1165, 2014.
12) Hanibuchi T, Kawachi I, Nakaya T, et al：Neighborhood built environment and physical activity of Japanese older adults：results from the Aichi Gerontological Evaluation Study（AGES）. BMC Public Health 11：657, 2011.
13) Hanibuchi T, Aida J, Nakane M, et al：Geographical accessibility to dental care in the Japanese elderly. Community Dent Health 28：128-135, 2011.
14) Marmot M, Wilkinson RG：Social determinants of health. Oxford University Press, Oxford, 1999／西三郎（総監修）：21世紀の健康づくり10の提言—社会環境と健康問題. 日本医療企画，2002.
15) 藤野善久，近藤克則：健康の社会的決定要因—健康格差への取り組みと健康影響評価. 日本公衆衛生雑誌 58：300-305, 2011.

16) WHO Regional Office for Europe：Zagreb Declaration for Healthy Cities—Health and health equity in all local policies. 2009.
http://www.euro.who.int/__data/assets/pdf_file/0015/101076/E92343.pdf?ua=1（2016 年 9 月 26 日最終アクセス）
17) WHO, UN Habitat：Global report on urban health：equitable, healthier cities for sustainable development. 2016.
http://www.who.int/kobe_centre/measuring/urban-global-report/ugr_full_report.pdf?ua=1（2016 年 9 月 26 日最終アクセス）
18) Inoue Y, Stickley A, Yazawa A, et al：Neighborhood Characteristics and Cardiovascular Risk among Older People in Japan：Findings from the JAGES Project. PLoS ONE 11（10）：e0164525, 2016.
19) North TC, McCullagh P, Tran ZV：Effect of exercise on depression. Exerc Sport Sci Rev 18：379-415, 1990.
20) Cardwell D：A Plan to Add Supermarkets to Poor Areas, With Healthy Results. New York Times, 2009.9.23.
21) New York City：Food Retail Expansion to Support Health（FRESH）. 2016.
http://www.nycedc.com/program/food-retail-expansion-support-health-fresh（2016 年 9 月 26 日最終アクセス）
22) 自治体国際化協会ニューヨーク事務所：米国における子ども達の肥満とその対策—学校での取り組みを中心に．2011.
http://www.clair.or.jp/j/forum/pub/docs/355.pdf（2016 年 9 月 26 日最終アクセス）
23) WHO：Measuring the age-friendliness of cities：A guide to using core indicators. WHO Kobe Centre, 2015.
http://www.who.int/kobe_centre/publications/AFC_guide/en/（2016 年 9 月 26 日最終アクセス）
24) 国土交通省：健康・医療・福祉のまちづくりの推進ガイドライン．2014.
http://www.mlit.go.jp/toshi/toshi_machi_tk_000055.html（2016 年 9 月 26 日最終アクセス）
25) 細川陸也，伊藤美智予，近藤克則，ほか：「健康交流の家」開設による健康増進効果の検証．社会医学研究 33：59-69, 2016.

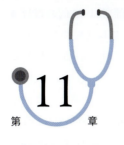

第11章 メゾレベルの危険因子への戦略③ ソーシャル・キャピタル

　第8章では貧困など個人や家庭におけるリスクと対策，第9章で職域や学校，第10章では建造環境におけるリスクや対策について述べてきた。これらの対策には，（費用や時間などの）コストがかかりすぎると感じる人もいて，直ちに合意を得るのは難しいかもしれない。それらに比べれば合意を得やすいのが（だからといって，簡単とは限らないが），ソーシャル・キャピタル（社会関係資本）など人々のつながりを豊かにすることである。

　人々のつながりが着目されるようになった背景，ソーシャル・キャピタルとは何か，健康格差対策においてどのように活用しうるのかなどについて考えたい。

ソーシャル・キャピタルとは何か

　なぜソーシャル・キャピタルが注目されるようになったのか。その背景から，定義へと話を進めよう。

◻増える独り暮らし・社会的孤立

　独り暮らし世帯は，いまや1600万世帯を超え，全5340万世帯（2015年国勢調査）の3割を超えた。1985年まで男性の生涯未婚率（50歳まで一度も結婚をしたことのない人の割合）は1～3％台で，ほとんどの人が結婚していた。しかし，その後1990年に5.6％，

2005年には16.0%となった。最近では，都市部では40代のほぼ4人に1人である。今後さらに上昇して，2030年には男性の生涯未婚率は29.5%，女性でも22.5%に達すると予想されている。まさに「単身急増社会の衝撃」である[1]。

独り暮らしは，社会階層が低い人たちほど多い傾向がある。たとえば，非正規雇用の若者が結婚できないという問題が指摘され[2]，高齢者でも，男性で教育年数が6年以上の群の約4%に比べ，6年未満の群では2倍以上も独り暮らしが多い[3]。

友だちや同僚，その他の社会的グループの人と過ごすことがまれ，あるいはないと答えた人の割合を21か国で比較したデータが，OECDのレポートで紹介されている[4]。それによると，日本の女性は14%とメキシコに次いで2番目に多く，男性では16.7%と最も多くなっている。

これらから，とりわけ日本で，この問題が今後重みを増す問題であることがわかる。

◆つながりを求める人々

寂しさを抱える高齢者をねらったリフォーム詐欺をはじめとする犯罪が報じられている。別居している家族が「だまされたのよ」と説明しても，「あの人は悪い人じゃない」と答える認知症の高齢者もいるという。（商談の前に）高齢者の話をよく聞いてくれた人は独り暮らしの高齢者にとって「いい人」なのだ。「うなずき屋」という商売もあるくらいだ。「そうですか」「大変でしたね」など，どんな話も，ただうなずいて聞いてくれる。喜ぶお年寄りが払う料金は，2時間で1万円という。

日本経済新聞の連載「未知なる家族」では，そんな独り暮らしの人たちの「絆探し」の動きが紹介された（2005年5月4日）。煩わしさはないし，普段は不自由を感じることも少ない。しかし，地震などで被災したときに「避難所ではきっと寂しい」と，合い鍵を預け合ったり，ご近所グループを結成したりする動きもあるという。

🔹なぜ社会的つながりが重要なのか

　社会サポートとは，周りの人からのサポート（支援）のことで，情緒的・手段的・情報的なサポートなどに分類される。情緒的サポートは，不安や愚痴，話を聞いてくれたり，慰めたり励ましてくれるもの，手段的サポートは，病気で寝込んだときに看病してくれたり，子どもをちょっと預かってくれるなど，手を貸してくれるものである。世界中で多くの研究が蓄積され「社会サポートが健康に有益であり，社会的孤立が不健康につながることの根拠はいまや無視できない」[5]。

　社会ネットワークは，人々のネットワーク（つながり）であり，各種のサポートは，このネットワークから得られることが多い。貧困，障害などの社会的弱者ほど，社会サポートも社会ネットワークも弱く，孤立しやすい。非正規雇用に代表される「若者が無縁化する」[6]や，職場からも家族からも地域からも孤立した人が増える「無縁社会」[7]が話題になっている。社会ネットワークから断ち切られサポートを得られない社会的孤立や社会的排除は，うつ状態などの精神的な不健康を招き，それがやがて身体的健康も蝕む。このようにして，社会的つながりが乏しい社会的弱者の健康状態が，そうでない人たちと比べ悪いという，健康格差を生み出す重要な要因の1つになっている[8]。

🔹ソーシャル・キャピタル登場の背景

　このような孤立化・無縁社会化する家族形態や地域の変化に加え，職域での非正規雇用の増加など雇用基盤の変化，母子家庭や高齢者のみの世帯では半分に迫ろうとする貧困層の拡大[9]が進んでいる。一方で，2011年の東日本大震災で，人と人との「絆」の重要性が見直された。これらを背景に注目されるようになったのが「地域や社会の絆」「ソーシャル・キャピタル」である。政府文書でも「健康日本21（第2次）」[10]や「地域保健対策の推進に関する基本的な指針」[11]，厚生労働白書[12]などに登場した。

　「健康日本21（第2次）」では，図11-1[13]に示すように，「健康格

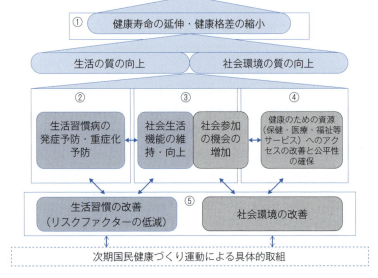

図 11-1　健康日本 21（第 2 次）の概念図
〔厚生労働省 次期国民健康づくり運動プラン策定専門委員会：健康日本 21（第 2 次）の推進に関する参考資料．2012〕

表 11-1　社会経済的格差が明らかになった事項や疾患

・子どもの問題行動	・慢性腎臓病	・転倒・骨折
・メタボリック・シンドローム	・糖尿病	・高齢者の低栄養
・がん	・自殺	・歯科疾患
・冠動脈疾患	・うつ	
・脳卒中	・認知症	

（近藤克則：健康の社会的決定要因―疾患・状態別「健康格差」レビュー．日本公衆衛生協会，2013）

差の縮小」や「社会環境の質の向上」が謳われるようになった。その背景には，WHO や多くの研究によって，広く健康格差がみられるという事実が明らかにされたことがある（表 11-1）[14]。社会経済的に不利な層，それゆえに，健康に無関心な層，保健医療サービスへのアクセスが悪い層などへのアプローチは十分行われてきたとはいえず，健

康格差が今後深刻化することが危惧された。底辺層を底上げすることなしに，国民全体の健康水準も上がらない。

　こうした課題は，個人への対策では解決できない。また社会環境と健康（行動）との関連も，本書で紹介しているように徐々に実証され，健康に望ましい地域社会づくりに取り組むことの重要性が認識されるようになった。それらの結果，今後整備すべき社会環境の1つの要素として着目されたのが，ソーシャル・キャピタルである。それを活用することで，より多くの人が社会参加でき，健康づくりの資源にアクセスできる社会づくりを目指す戦略が掲げられたのである。

🔷ソーシャル・キャピタルの定義，下位分類，測定法

　ソーシャル・キャピタルは，政治学，社会学，経営学，国際開発学，地域福祉学など，学際的に研究されてきた[15]。そのため，その定義にも，社会サポートやネットワークなど個人レベルのものに着目するものから，地域や組織レベルのものに着目するものまである。

　ソーシャル・キャピタルの定義としては，公衆衛生に関わる領域では「人々の協調行動を活発にすることによって，社会の効率性を高めることのできる，『信頼』『規範』『ネットワーク』といった社会組織の特徴」[11,16]あるいは「ネットワークやグループの一員である結果として個人がアクセスできる資源」[33]がある。「居住地域での助け合いといった地域のつながり」[10]などから生み出される，「住民の底力」や「地域の力」「絆の力」などと表現されているものである。

　人々のつながりや絆にもいろいろな側面がある。社会ネットワークを提供してくれる場としての「(地域)組織への参加」でいえば，趣味・スポーツの会など互いに対等平等な関係が中心となっている水平的な組織・関係もあれば，上下関係や階層性が明らかな垂直的な組織・関係もある。パットナムは垂直的組織の例としてカトリック教会の組織をあげている[16]。さらに，利害を共有する地縁や血縁，排他的な組織などのように，内向きで閉じた「結束型（bonding）」の関係か，それとも利害の異なる異質な人ともつながり外に開かれた「橋渡し型

（bridging）」の関係か，権力に近い人たちとの「連結型（linking）」の関係などがある。このように観察可能な「構造的（structural）」なものだけでなく，信頼感などのように主観的な「認知的（cognitive）」ソーシャル・キャピタルもある。

　これらのソーシャル・キャピタルの下位分類は確立したものではないが，そのどれであるかによって健康との関連の強さが異なるのではないかという仮説が提示され，検証作業が進められている。

　具体的な測定方法にもいろいろあり，「一般に（あなたの地域の）人は信頼できますか？」（信頼感），「お互いに助け合っていますか？」（互酬性の規範）などと主観的な認知を尋ねたり，人々のネットワークの豊かさの指標として，スポーツや趣味，ボランティア組織など地域組織への参加や友人に会った頻度などを尋ねたりする。

　このようにして個人レベルで把握した人間関係の豊かさなどのソーシャル・キャピタル指標とは別に，地域ごとに該当者の割合を算出するなどして地域レベルでとらえた指標がある。個人レベルの社会関係の豊かさの健康保護作用については，1980年代からすでに知られていた[17]。したがってソーシャル・キャピタルの新規性は，個人レベルの社会関係の影響を超えるような，地域や社会組織レベルの特徴としてのソーシャル・キャピタルと健康との関連が認められるかどうかにある。

ソーシャル・キャピタルと健康

　ソーシャル・キャピタルと健康との間には，どの程度の関連が認められるのだろうか。いろいろ考えられるソーシャル・キャピタル関連指標のうち，ここでは地域組織への参加と健康指標との関連を2つの図に示した。どちらも，JAGES（日本老年学的評価研究，p.15）プロジェクトのデータである[18, 19]。2010～2011年度に全国31自治体の協力を得て，要介護認定を受けていない高齢者11万人にご回答いただいた（回収率67%）。図 11-2，11-3 は，その一部のデータを用い

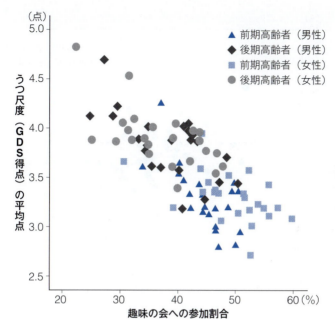

図 11-2 高齢者の趣味の会への参加割合と，うつ得点（25の市町村単位）
趣味の会への参加割合が大きい市町村ほど，うつ得点は低い。
対象：JAGES 2010〜2011年度調査参加25市町村
【変数】Y軸：高齢者うつ尺度（GDS 15点満点）の平均点
　　　　X軸：高齢者の趣味の会への参加割合

て分析したものである。

◆うつ

　図 11-2 には，横軸に趣味の会への参加割合，縦軸に高齢者うつ尺度（GDS 15項目版，15点満点で点数が高いほどうつ状態であることを意味する）の平均点との関連を，市町村単位（1つのマークが1つの市町村）で集計して示した。前期高齢者でも後期高齢者でも，男性でも女性でも，趣味の会に参加している高齢者が多い市町村ほど，うつ得点が低くメンタルヘルスがよいことを示唆している。社会サポー

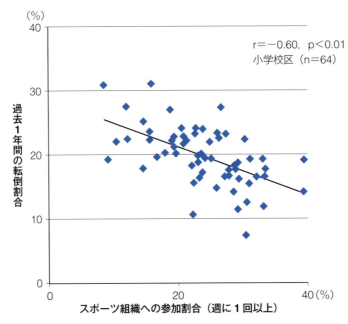

図 11-3　スポーツ組織への参加割合と転倒割合（小学校区別）
転倒率は 7.4〜31.1% と 4 倍以上の差。スポーツ組織参加割合と相関。
対象：6 保険者（9 市町村）の要介護認定を受けていない人で郵送調査に回答した 2 万 9117 人（回答率 62.3%）。65〜74 歳。ADL 自立者，うつなしの者 1 万 6102 人に限定。
(林尊弘，近藤克則，山田実，ほか：転倒者が少ない地域はあるか—地域間格差と関連要因の検討—JAGES プロジェクト．厚生の指標 61：1-7，2014)

トの豊かさ指標でみても，それが豊かな市町村ほどうつの割合が低いという関連がみられる[20]。

◆転倒

　1 年間に複数回転んだことがあると回答した人の割合を，7 市町間で比べたところ，8.0〜10.1% の差が認められた。転倒との関連が報告されている年齢・性別，既往症，服薬数，手段的日常生活動作（IADL），1 日の歩行時間，スポーツ活動の有無，自宅環境の不備，可住地人口密度，もの忘れの自覚，うつ，教育歴，などの 26 要因を

調整しても，転倒が最も多い市町に比べて，少ない市町では転倒が33％少なかった[21]。

次に，小学校区レベルで検討すると，地域間格差はより大きいことが判明した（図11-3）[22]。前期高齢者に限定し，過去1年間の転倒割合を尋ね，小学校区単位で集計したところ，校区間に7.4〜31.1％の健康格差を認めた[22]。実に約4倍も「転びやすいまち」があるのだ。

それと関連する要因を探索したところ，図11-3の横軸に示す「スポーツ関係のグループやクラブ（以下，スポーツ組織）に週に1回以上参加している者の割合」と中等度の相関（r＝0.60）を認めた。市町村の転倒予防教室も多くは週に1回である。週に1回以上スポーツ組織に参加している人が1割未満の校区に比べ，3割を超えている校区では転倒経験者がおよそ半分という結果であった。

スポーツ組織に参加したい個人がいたとしても，その人が住んでいる地域にスポーツ組織がなければ参加できない。だから参加割合が高い校区とは，スポーツへの関心が高い個人が多いという側面だけでなく，スポーツ組織が身近に多く参加しやすいという地域の特徴，言い換えればソーシャル・キャピタルの豊かさがあるととらえることができる。つまり，ソーシャル・キャピタルが豊かな校区では，転倒が少ないのである。

さらに個人レベルで，スポーツ組織に参加している人では転倒が少ないことも確認した。31市町村の9万610人のデータを使って，歩行時間や外出頻度をはじめ，転倒が多いことが知られているうつ状態など13要因について多変量解析を用いて調整し分析を行った。その結果，週1回以上スポーツ組織に参加している人では，参加していない人より転倒が18％（0.82倍）少ないことが確認できた[23]。

◘逆の因果か——縦断研究による検証

ただし，ここまで紹介したような同じ時点のデータを使った横断分析だけでは，「参加しているからうつや転倒が少ない」という因果関係だけでなく，「うつや転倒がないから参加できている」という「逆

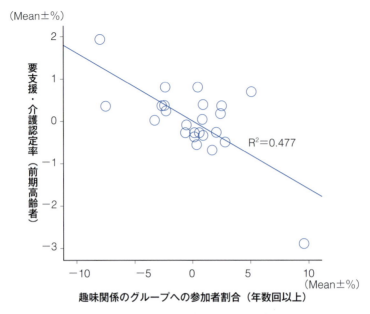

図 11-4　要介護認定率と趣味の会への参加（24 介護保険者）
①単身高齢者割合，②高齢者有業率，③最終学歴「小・中学校以下」の高齢者割合，④課税対象所得で調整した偏残差プロット図である。
①〜③については当該保険者の前期高齢者における割合，④については当該保険者全年齢の平均である。
（伊藤大介，近藤克則：要支援・介護認定率とソーシャル・キャピタル指標としての地域組織への参加割合の関連―JAGES プロジェクトによる介護保険者単位の分析．社会福祉学 54：56-69，2013）

の因果関係」を含んでいる．それを取り除くには，時間的に先行する参加の有無を把握しておいて，時間的に後の健康状態を観察するという縦断追跡研究が必要である．また介護予防の視点で考えるとき，うつや転倒などの要介護リスクが減るだけでは十分ではない．果たして，要介護認定を受ける人の割合まで減るのだろうか．

　そのことを検証するため，まず 24 介護保険者（29 市町村）における要介護認定率を目的変数（予測したい変数）とし，要介護認定を受けていない高齢者における趣味の会やスポーツ組織参加割合を説明変

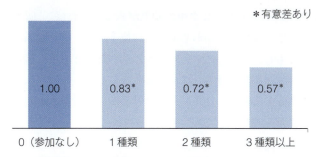

図11-5 「参加組織の種類の数」別の要介護認定の発生リスク
年齢，性別，疾患，所得，教育年数，婚姻状況，就労状況を考慮した解析を実施。
(Kanamori S, Kai Y, Aida J, et al：Social participation and the prevention of functional disability in older Japanese：the JAGES cohort study. PloS One 9：e99638, 2014)

数（予測に用いる変数）とする，保険者を分析単位とした多変量解析（重回帰分析）を行った。その結果，単身高齢者割合や高齢者有業率など4要因の関連を考慮（統計学的に調整）しても，図11-4 に示すように，やはり趣味の会やスポーツ組織に参加している人が多い保険者で要介護認定率が低いという相関がみられた[24]。

　個人レベルでも，社会参加が多い人では後の健康状態がよいことを確認するため，4年間追跡した。要介護認定を受けたり日常生活動作に介護を要していたりした人を分析対象から外して分析した結果（図11-5），地域組織に参加していない人に比べ，スポーツや趣味，町内会，ボランティアなど参加している組織の種類の数が1つから2つ，3つ以上へと増えるにつれて，要介護認定を受ける確率は，0.83倍，0.72倍，0.57倍と低くなっていた。組織の種類別にみると，スポーツ組織で0.66倍，趣味の会で0.75倍低いという結果が得られた[25]。

　ここまで，地域相関分析や多変量解析を用いた横断分析，個人レベルの縦断分析で趣味やスポーツなど地域組織への参加が健康に望ましい関連を示すことを紹介してきた。これらだけなら，昔から知られていた「個人レベルでみた社会関係の豊かさが健康に望ましい効果をもつ」ということだけでも説明できる。個人ではなく社会組織の特徴と

してのソーシャル・キャピタルの効果があるとすれば,「個人の社会参加の豊かさの程度にかかわらず(言い換えれば,社会関係が豊かでない個人でも),ソーシャル・キャピタルが豊かな地域に暮らすことで,健康への恩恵を受けられる」ことになる。

これを検証するのは,個人レベルの社会関係の豊かさをはじめとする要因の影響を差し引いても,地域レベルのソーシャル・キャピタル指標の有意な関連が認められるか否かを,マルチレベル分析という高度な統計手法によって検証する必要がある。そして,それを行った結果,趣味,スポーツ,ボランティアの会など水平型の組織への参加率でみた「ソーシャル・キャピタルが豊かな地域」に暮らす人では,残歯数が多い人が多く[26],高血圧の人は少なく[27],さらに縦断研究で3年後の残歯数の減少が少なく[28],女性では,要介護認定を受ける率も低いことが,明らかになった[29]。

どのようなメカニズムで影響するのか

疫学研究で示されるのは「関連」であり,その一部のみが「因果関係」であり「影響」である。認められた関連が因果関係であるためには,その影響経路やメカニズムが解明される必要がある。以下のような仮説群について,徐々に検証が進められてきた[30-33]。

▶なぜソーシャル・キャピタルは健康によいのか

なぜソーシャル・キャピタルが健康に望ましい影響を及ぼすのかについて,スポーツ組織を例に考えてみよう。

第1に,1人で運動するのに比べ,スポーツ組織に入れば,メンバー間で顔見知りや友人が増え(ネットワークが形成され),健康によい情報のやりとりが増える。

第2に,目的地まで車に乗せてくれるような支え合い(手段的サポート)や,励まし合い(情緒的サポート)など,心理社会的サポートが増えることが期待できる。このような社会関係が健康によい関連

を示すことは多くの縦断研究で検証されている[34]。

　第3に，身近にスポーツ組織（人々のつながり）が多数あれば，運動習慣など健康に望ましい行動をとる機会が増えると期待できる。参加できる種目やレベル，チームの選択肢が豊かになり，対戦相手が得られやすい地域のほうが，試合や地方大会などが増えたりすることでスポーツをする機会は増えると考えられる。

　第4に，スポーツ仲間がつながると，運動をしやすい環境の整備を求める運動が生まれ行政に働きかけることもある。その象徴が，スポーツ基本法の制定（2011年）である。そこではスポーツの権利が謳われ，スポーツに関する施策を策定する国・地方公共団体の責務が定められた。

なぜ健康格差の縮小につながるのか

　次に，ソーシャル・キャピタルは，どのようにして健康格差の縮小につながるのだろうか。大きく2つの経路がある。

短期的な影響

　1つは，社会経済的な格差が縮小する以前でも期待できる短期的な影響経路である。個人レベルの社会経済的要因を考慮しても，（それらと独立した）個人および地域レベルのソーシャル・キャピタルの関連を認める報告が増えてきている。このことは，社会経済的に不利な立場におかれた人たちにおいても，ソーシャル・キャピタルを豊かにすることで，その人たちの健康を保護する効果が期待できることを意味している。

　地域介入研究によって，ボランティアを育成し人々が集まる拠点を開設すると，その運営に当たるボランティアや参加者の社会的サポートなどが介入前後で増加する[35]。参加群と非参加群の間には，観察不能な背景要因に違いがあるが，それを擬似的な無作為化対照比較試験ともいわれる操作変数法などの統計手法で分析しても，参加群で主観的健康が改善する率が高いことが報告されている[36]。

　ただし，社会階層が高い層のほうが低い層よりも参加率が高い場合

には，格差は拡大してしまう。しかし，地域介入研究の結果では，低所得層のほうが参加率が高く，健康格差の縮小が期待できるという結果が得られている。詳しくは第14章で紹介しよう。

●社会経済的な格差の縮小

もう1つの経路は，健康格差をもたらしている社会経済的な格差そのものを縮小することを通じてのものである。

所得の不平等さの指標であるジニ係数が大きい（不平等な）地域や国ほど，ソーシャル・キャピタルが乏しいという関連があることが知られている[37, 38]。これには社会経済的な格差の拡大がソーシャル・キャピタルを毀損するという関連とともに，その逆向きの因果関係を含むと思われる。情報が共有されやすく，共感が広がりやすくなったり，社会保障をはじめとする社会システムなどへの信頼が高まったりすれば，所得の再分配機能をもつ社会保障の機能強化を支持する人が増えることは想像に難くない。

パットナムによれば，ソーシャル・キャピタルが豊かなイタリア北部のほうが，そうでない南部に比べて市民社会や政治のパフォーマンスが高い[16]。また，ソーシャル・キャピタルが豊かな北欧では，社会保障政策が充実している[39]。

どのように活用しうるのか

■ 2つのアプローチ別，1～3次予防における活用

では，健康政策に，ソーシャル・キャピタルはどのように活用しうるのだろうか。表11-2を元に考えてみよう。表11-2は，表頭に1～3次予防を，表側にフェーズや内容，予防医学の2つのアプローチ（ハイリスクとポピュレーション），ソーシャル・キャピタル活用例を配置したマトリックスである。

● 1次予防

健康な人を対象にする1次予防でいえば，発病する可能性が高いハイリスク者を対象とする風疹の予防接種などは，ソーシャル・キャ

表11-2 1～3次予防における2つのアプローチとソーシャル・キャピタル

	1次予防	2次予防	3次予防
フェーズ	健康時（発病・発症前）	発病後だが発症前	発症後
内容	健康増進，予防接種など	早期発見，早期治療・介入	合併症・重篤化予防，機能低下予防や機能回復，QOL向上
ハイリスク・アプローチ	ハイリスク者向け風疹の予防接種など	ハイリスク者の発見と治療・介入	機能低下リスクの高い人を予測して介入
ポピュレーション・アプローチ	ヘルスプロモーション，健康によい環境づくり	マスコミによる健診勧奨，受診無料化	リハビリテーションの重要性を知らせる。受けられる場所を増やす。
ソーシャル・キャピタル活用例	健康情報や健康体操の普及，ボランティア養成，行政への働きかけなど	住民ボランティアや口コミによる健診勧奨	医療機関やリハ・介護サービスの誘致・機能維持・拡充を求める運動

予防接種など発病・発症予防を1次予防とし，健康増進を「0次予防」とするものや，3次予防を合併症や重篤化予防に限定し，リハビリなどによる機能回復あるいは終末期の緩和ケアを独立させて「4次予防」とするもの，苦痛・恐怖・孤独の予防を「無限予防」とするものなどもある〔桜井靖久：病気の予防と先進医療技術．2007．https://www.amdd.jp/pdf/activities/lecture/012_01.pdf（2016年9月26日最終アクセス）〕。

ピタルが豊かなところでは，ネットワークを通じた口コミなどで接種率が高まることが期待できる。

ポピュレーション・アプローチであるヘルスプロモーションであれば，図11-2，図11-3に示したような住民自らによる健康によい取り組みは，その中心となるボランティア・リーダーが多いなど，ソーシャル・キャピタルが豊かな地域ほど，活発だろう。

● **2次予防**

早期発見・早期治療にあたる2次予防でいえば，ソーシャル・キャ

ピタルが豊かな地域，例えば社会ネットワークや「お節介」「助けてあげよう」といった社会サポート行動が豊かな地域では，虐待が危惧されるようなケースの情報が早い段階で保健・福祉関係者の元に持ち込まれると考えられる。

一方，健診におけるポピュレーション・アプローチでいえば，ソーシャル・キャピタルが豊かな地域ほど，住民が誘い合って健診を受診したり，市民運動などの成果として健診費用の無料化や低額化などの施策があったりして，健診受診率は高くなると期待される。

● 3 次予防

発症後の機能低下や重症化などを防ぐ3次予防でいえば，そのような状況の人にリハビリテーション体操教室などの情報を届けたり会場への送迎をしたりする人や，機能訓練ができる医療・福祉施設を地域内に増やすうえでも，ソーシャル・キャピタルが力を発揮しうると考えられる。実際に，パットナムはイタリアにおいて，ソーシャル・キャピタルが豊かな地域ほど，家庭医や保育所などが多かったと紹介している[16]。

◆ ソーシャル・キャピタルが健康格差対策になりうるためには

このように考えると，ソーシャル・キャピタルは，1次予防におけるポピュレーション・アプローチとの親和性が高く象徴的ともいえる一方で，2次予防でも3次予防でも，ハイリスク・アプローチにおいても，力を発揮しうる。

ただし，これらが健康格差対策となるためには，社会的に不利な立場におかれた人たちに恩恵が届く必要がある。ソーシャル・キャピタルを活用した取り組みが，たとえ善意からのものであったとしても，結果として，社会的に有利な人たちほど利用できるものだった場合には，むしろ健康格差は拡大してしまうからである。

また，ソーシャル・キャピタルにも負の側面がある。不良仲間に誘われてタバコに手を出す高校生，気が向かないのに会合に誘われてお付き合いしなればならない苦痛やストレスなどが象徴的である。それ

が，第14章で述べる「健康格差対策の効果の検証」が不可欠な理由である。

メゾレベルの健康格差対策のまとめ

メゾレベルのリスクと対策について，第9章で職域や学校を，第10章でコミュニティにおけるハード面として建造環境を取り上げ，そして本章でソフト面である社会サポート・ネットワークやソーシャル・キャピタルについて述べてきた．3つの章に分けたが，ソーシャル・キャピタルは，職域や学校でも，住民の話し合いで建造環境づくりを進めるうえでも活用しうる．逆に，仕事の進め方や，職域・地域における共用スペースの配置などの建造環境がソーシャル・キャピタルの形成しやすさに影響するなど，相互に関連しているものである．

また，全国で300か所を超えて広がりをみせている前述の子ども食堂[40]や，無料塾における学習支援など，貧困児童をはじめとする子育て支援では，NPOなどの活躍が目覚ましい．こうしたNPOの育成や支援策も，メゾレベルにおける健康格差対策になりうるものである．第9～11章で触れたメゾレベルにおける対策は，決して網羅的なものではなく，むしろ例示に留まるものであることを指摘しておきたい．

■文献
1) 藤森克彦：単身急増社会の衝撃．日本経済新聞出版社，2010．
2) 藤田孝典：貧困世代 社会の監獄に閉じ込められた若者たち．講談社，2016．
3) 近藤克則：検証「健康格差社会」―介護予防に向けた社会疫学的大規模調査．医学書院，2007．
4) OECD：Women and Men in OECD Countries. 2006.
 http://www.oecd.org/std/37962502.pdf（2016年9月26日最終アクセス）
5) Marmot M, Wilkinson RG：Social determinants of health. Oxford University Press, Oxford, 1999／西三郎（総監修）：21世紀の健康づくり10の提言―社会環境と健康問題．日本医療企画，2002．
6) 宮本みち子：若者が無縁化する―仕事・福祉・コミュニティでつなぐ．筑摩書房，2012．
7) NHKスペシャル取材班：無縁社会．文藝春秋，2012．
8) 近藤克則：健康格差社会―何が心と健康を蝕むのか．医学書院，2005．
9) 橘木俊詔：貧困大国日本の課題．人文書院，2015．

10) 厚生労働大臣：国民の健康の増進の総合的な推進を図るための基本的な方針．厚生労働省告示第四百三十号，2012．
http://www.mhlw.go.jp/bunya/kenkou/dl/kenkounippon21_01.pdf（2016年9月26日最終アクセス）
11) がん対策・健康増進課地域保健室：地域保健対策の推進に関する基本的な指針について．2012．
http://www.mhlw.go.jp/stf/shingi/2r9852000002g2a8-att/2r9852000002g2gy.pdf（2016年9月26日最終アクセス）
12) 厚生労働省：平成26年版厚生労働白書　健康長寿社会の実現に向けて―健康・予防元年．142，2014．
13) 次期国民健康づくり運動プラン策定専門委員会：健康日本21（第2次）の推進に関する参考資料．厚生労働省，2012．
http://www.mhlw.go.jp/stf/shingi/2r9852000002ddhl-att/2r9852000002ddxn.pdf（2016年9月26日最終アクセス）
14) 近藤克則：健康の社会的決定要因―疾患・状態別「健康格差」レビュー．日本公衆衛生協会，2013．
15) 近藤克則：健康格差との社会的決定要因「見える化」．医療と社会 24：5-20，2014．
16) Putnam R：Making Democracy Work. Princeton University Press, 1993/河田潤一（訳）：哲学する民主主義―伝統と改革の市民構造．NTT出版，2001．
17) House JS, Landis KR, Umberson D：Social relationships and health. Science 241：540-545, 1988.
18) 近藤克則：「医療クライシス」を超えて―イギリスと日本の医療・介護のゆくえ．医学書院，2012．
19) 近藤克則，JAGESプロジェクト：健康格差と健康の社会的決定要因の「見える化」―JAGES 2010-11プロジェクト．医療と社会 24：5-19，2014．
20) 佐々木由理，宮國康弘，谷友香子：高齢者うつの地域診断指標としての社会的サポートの可能性―2013年日本老年学的評価研究（JAGES）より．老年精神医学雑誌 26：1019-1027，2015．
21) 山田実，松本大輔，林尊弘，ほか：転倒発生の少ない市町はあるか―AGESプロジェクト．厚生の指標 59：1-7，2012．
22) 林尊弘，近藤克則，山田実，ほか：転倒者が少ない地域はあるか―地域間格差と関連要因の検討―JAGESプロジェクト．厚生の指標 61：1-7，2014．
23) Hayashi T, Kondo K, Suzuki K, et al：Factors Associated with Falls in Community-Dwelling Older People with Focus on Participation in Sport Organizations：The Japan Gerontological Evaluation Study Project. Biomed Res Int 2014：537614, 2014.
24) 伊藤大介，近藤克則：要支援・介護認定率とソーシャル・キャピタル指標としての地域組織への参加割合の関連―JAGESプロジェクトによる介護保険者単位の分析．社会福祉学 54：56-69，2013．
25) Kanamori S, Kai Y, Aida J, et al：Social participation and the prevention of functional disability in older Japanese：the JAGES cohort study. PloS One 9：e99638, 2014.
26) Aida J, Hanibuchi T, Nakade M, et al：The different effects of vertical social capital and horizontal social capital on dental status：A multilevel analysis. Soc Sci Med 69：512-518, 2009.
27) Yazawa A, Inoue Y, Fujiwara T, et al：Association between social participation and hypertension among older people in Japan：the JAGES Study. Hypertension Res 39：818-824, 2016.
28) Koyama S, Aida J, Saito M, et al：Community social capital and tooth loss in Japanese older people：a longitudinal cohort study. BMJ Open 6：e010768, 2016.
29) Aida J, Kondo K, Kawachi I, et al：Does social capital affect the incidence of functional disability in older Japanese? A prospective population-based cohort study. J Epidemiol Community Health 67：42-47, 2012

30) Kawachi I, Barkman L：Social Cohesion, Social Capital, and Health. Berkman LF, Kawachi I（eds）：Social epidemiology. pp 174-190, Oxford University Press, New York, 2000.
31) Kawachi I, Subramanian SV, Kim D（eds）：Social Capital and Health. Springer Science＋Business Media, LLC, NewYork, 2008.
32) イチロー・カワチ，高尾総司，S.V. スブラマニアン（編）：ソーシャル・キャピタルと健康政策―地域で活用するために．日本評論社，2013．
33) Berkman LF, Kawachi I, Glymour MM（eds）：Social epidemiology, 2nd ed. Oxford University Press, New York, 2014.
34) 近藤克則：「健康格差社会」を生き抜く．朝日新聞出版，2010．
35) 近藤克則，平井寛，竹田徳則，ほか：ソーシャル・キャピタルと健康．行動計量学 37：27-37，2010．
36) Ichida Y, Hirai H, Kondo K, et al：Does social participation improve self-rated health in the older population? A quasi-experimental intervention study. Soc Sci Med 94：83-90, 2013.
37) Ichida Y, Kondo K, Hirai H, et al：Social capital, income inequality and self-rated health in Chita peninsula, Japan：a multilevel analysis of older people in 25 communities. Soc Sci Med 69：489-499, 2009.
38) Kawachi I, Kennedy B：The Health of Nations：Why inequality is harmful to your health. The New Press, 2002/西信雄，高尾総司，中山健夫（監訳）：不平等が健康を損なう．p 134, 169，日本評論社，2004．
39) Rostila M：Social Capital and Health Inequality in European Welfare States. Palgrave Macmillan, Hampshire, 2013.
40) 中塚久美子，河合真美江，丑田滋：子ども食堂，300 カ所超す―貧困・孤食，広がる地域の支援．朝日新聞，2016 年 7 月 2 日．

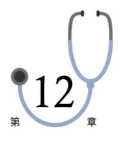

第12章 マクロレベルにおける対策—社会政策

　健康は, どこまで自己責任で決められるのであろうか。たとえば喫煙を始めるときには本人の意志抜きでは語れないが, 同時に環境の影響も受ける。

　タバコ代（税金）が北欧並みに1箱1000円に引き上げられたらという質問に対し, ニコチン依存度が高い人ですら9割の人が禁煙を考えると回答し[1], 2010年に300円から410円（36.7%）に引き上げられた前後で, タバコ販売数量は5.2%減少した[2]。つまり, 同じ個人でも暮らす国のタバコ代（税金）や公共空間が禁煙かどうか, タバコの広告のあり方[3]などによって, 喫煙するかどうかが違ってくる。

　非正規雇用や長時間労働など仕事にまつわるストレスや低所得は不健康につながることも紹介してきた。これらも働く人と企業の努力だけで, 果たして解決可能だろうか。たとえば, 低賃金のワーキングプア（働く貧困層）の人たちは, まじめに働いても収入が生活保護の水準にすら達しないで「明日がみえない」ストレスにさらされている[4]。しかし, 人件費を削って競争力を高めなければ, 企業自らがM＆A（吸収合併）されてしまう。そのような厳しい市場環境の下で, 法定の最低賃金よりも高い額を喜んで支払う企業がどれほどあるであろうか。この例でもまた, 同じ能力の個人や企業でも, 国の定める最低賃金の水準によって影響を受ける。

　これらのことからわかるように, 健康に影響するのは, 個人（ミクロ）レベルや企業・コミュニティなどメゾレベルの因子だけではな

い。税制や法による規制のあり方など「国や社会のありよう」というマクロレベルの要因も，間違いなく健康に影響を及ぼし，健康格差の原因となっている。

本章では，この健康格差をもたらすマクロレベルの因子と，それらへの対策である社会政策を考える。

 健康に関わる社会政策群

健康に好ましい社会政策は数多く考えられる[5]。ここでいう「社会政策」とは，その言葉が「労働政策」を意味してきた日本的特殊性に基づく狭い意味[6]ではない。「諸個人の幸福追求を保障するため，諸個人の必要を充足するための政府の施策」[7]というもっと広い意味である。イギリスで書かれた教科書では，社会政策は，所得の再分配（生活保護，失業手当などを含む所得保障），教育・訓練，保健・医療，社会ケア（日本でいう福祉・介護），子どものケアと保護，住宅，犯罪・司法・刑罰，環境などに関する政策まで含んでいる[8]。

このような広い範囲の社会政策が健康に影響するといえば，拡張しすぎではないかと思う人がいるであろう。しかし，健康には多くの社会的決定要因があることはすでに確立し[9]，その後もそれを裏付ける科学的知見は増え続けている[10]。そしてWHOが総会決議[11]を上げ，日本でも厚生労働大臣告示で「健康格差の縮小」のため「社会環境の質の向上」[12]が謳われるようになった。すでに紹介したイギリス以外にスウェーデンでも，2003年に見直しがなされた公衆衛生政策（p.177）では，健康のために対象とすべき分野をあげ，それに関わるものとして，**表12-1**に示すような多くの社会政策群を示している[13]。

これら社会政策のなかから，まだ取り上げていない医療保障政策，労働・雇用政策，所得保障・所得再分配政策を，本章では取り上げる。

表 12-1　健康に影響する政策群

民主主義政策	高齢者政策	保健・医療政策	移民政策
人権政策	所得保障政策	環境政策	教育政策
メディア政策	都市開発政策	交通政策	防犯政策
労働生活政策	経済的な家族政策	事故防止・救急医療政策	スポーツ政策
男女平等政策	高齢者の所得保障	交通安全政策	食糧政策
男女共同参画	患者・障害者の所得保障	消費者政策	税制
障害者政策	住宅政策	感染症コントロール政策	司法
子ども政策	労働市場政策		
青年政策			

〔Hogstedt C, Lundgren B, Moberg H, et al：The Public Health Objective Bill（Govt. Bill 2002/03：35）—Extended summary. Scand J Public Health 32（Supplement 64）：18-59, 2004 より抜粋〕

医療保障政策

　日本でも，1983年まで高齢者には，医療機関受診時の自己（窓口）負担はなかった。その後，健康保険本人の自己負担は3割に引き上げられ，一連の医療制度改革法で，高齢者の自己負担も引き上げられてきた。そのめざすところは，「無駄な受診の抑制」による「効率化」であった。しかし，それによって低所得者層の必要な受診の抑制や健康格差の拡大は起こらないのであろうか。

◆無保険者・低水準被保険者の場合

　不慮の外傷（対象2万783ケース）と新規の慢性疾患（1万485ケース）を対象に，保険に加入していない無保険者と保険加入者とで，2か月間に何らかの医療を受けた割合を比べたアメリカでの研究がある。それによれば，不慮の外傷の場合，保険加入者88.7％に対し，無保険者では78.8％で，無保険者が医療を受ける調整済みオッズ比（起こりやすさの比，AOR）は0.47と半分以下であった。慢性疾患の場合でも，保険加入者91.5％に対し，無保険者では81.7％でAOR 0.45と，やはり無保険者で医療受診が抑制されており，約7か月後の健康状態も悪かった[14]。

無保険なら当たり前かもしれない。では，十分な保険に入っていない場合にはどうであろうか。アメリカでは民間保険中心なので，保険契約の種類によってカバーされる範囲が異なる。そのため，保険でカバーされる水準が低いこと（under-insured）に不安を抱える人たち（低水準被保険者）がいる。心筋梗塞患者2498人を対象に，医療受診に経済的支障（主観的な不安）あり群（18.1%）と，それ以外の群とで比較した研究がある[15]。経済的支障あり群の68.9%は保険加入者である。1年間の経過観察期間中に心疾患が原因で再入院した割合は，経済的支障あり群で25.7%と，なし群の17.7%に比べ調整済みリスク比で1.3倍であった。

つまり，医療保障の水準が低いと，無保険者や十分な保険に入れない低所得者層を中心に，受診抑制が起きて健康状態は悪化し，回復も不良となり再入院が増える。健康格差を減らすためには，低所得層に対する医療保障を手厚くすることが必要である。

◘自己負担が増減した場合

次に，自己負担増加の影響をみてみよう。アメリカのニューハンプシャー州で，薬代の自己負担方法の2度の改定後にどのような変化がみられたかについての報告がある（対象者1万734人）[16]。まず，処方薬に対する保険給付に，1か月あたり3種類までとする上限が導入された。すると，インスリンのようなエッセンシャル・ドラッグ（本質的に重要な薬）ですら約30%も処方が減った。その1年後に，上限が撤廃され，代わりに1種類の薬に1ドル支払うかたちに再び改定されると，1患者あたりの処方薬数は，元の水準より少し低いレベルにまで，徐々に回復したという。

イスラエルでは，急性疾患の子どもの薬代の自己負担が引き上げられた。その後に抗菌薬の処方を受けた779人のうち，162人（20.8%）が抗菌薬を中断していた。その理由として，29.7%の人が費用をあげ，それは低所得の人たちに多かった[17]。

カナダのケベック州では，1996年に薬剤費の自己負担額が，所得

水準に応じて引き上げられた。その前後10か月ずつの約15万人（高齢者9万3950人と福祉対象者5万5333人）の処方量を比べたところ，さほど重要でない薬が高齢者では15.14%，福祉対象者では22.39%も減少していた。しかし，エッセンシャル・ドラッグ使用量も，高齢者で9.12%，福祉対象者では14.42%減少していた。そして薬の中止との関連が疑われる有害イベントは，高齢者で1万人あたり5.8から12.6へ，福祉対象者で14.7から27.6へと増えた。また，薬の中止との関連が疑われる救急外来受診割合も，高齢者で1万人あたり32.9から47.1へ，福祉対象者で69.6から123.8へと増えていた[18]。

自己負担の種類と程度が異なる15種類の保険の1つを無作為に割り当てて，医療サービスの利用や健康水準を調べた大規模なランド調査研究は有名である。それらの結果でも，自己負担が増えるにつれて，重要な薬をはじめとする医療の利用が減少し，それにより，死亡リスクを含むいくつかの指標で健康状態が悪化した[19, 20]。

日本でも，低所得層における受診抑制について分析した報告がいくつかある。内閣府のレポートでは[21]，60歳代前半（退職直後）の国民健康保険加入者で相対的に所得が低い層において，所得の高い層に比べ必要であるにもかかわらず受診を控える傾向がみられている。地域居住高齢者1万5302人を対象にした調査で，所得で3分位に分けて，必要な受診を控えたことがあると答えた者の割合を比較したところ，高所得層の8.3%に比べ，低所得層では12.0%と1.45倍多かった。その理由として費用をあげた者は，高所得層の13.8%に対し低所得層では34.3%と多く，疾患数や主観的健康感など9要因を調整しても，受診抑制は低所得層で1.41倍多かった。受診抑制の理由として費用をあげている者は，窓口負担割合が10%であった70歳以上では20.1%であったのに対し，負担割合が30%の65～69歳では35.8%と高かった[22]。日本で子どもの医療費の自己負担額を助成した結果，受診率が約2割増えたという報告もある[23]。

◆先進国の医療制度改革の教訓

では，普遍的な（所得水準にかかわらない）医療保障制度を整備したヨーロッパ諸国では，治療的なサービス利用における公正・公平（必要な人の利用）は実現できているのであろうか。一定の基準を満たす26論文を集めたシステマティック・レビュー[24]によれば，プライマリケアにおいてはある程度実現できているが，病院における専門医療となると，低所得者で利用が少ない実態があるという。

75か国20億人の20年間（1990～2010年）の縦断データを用いた研究によれば，失業率の上昇は，がん死の増加と関連し，全国民に医療を保障（universal health coverage：UHC）している国では，あるいは公的医療費が増えるにつれ，その関連はみられなくなった。UHCがない国では，2008～2010年の経済危機のために4万人以上が治療可能ながんのために死亡したと推定されたという[25]。

ヨーロッパ[19]およびOECD加盟諸国[26]の医療制度改革の経験をまとめたレポートによれば，自己負担を増やすと，不要な医療も減るが必要な医療も減る。しかも，低所得者ほど不健康が多く，医療の必要性が高いにもかかわらず，必要な医療から排除されやすくなることが指摘されている。それによる健康格差の是正のためには，低所得者層も安心して医療にかかれる医療保障制度が必要なのである。

労働・雇用政策―「ニート」って言うな！

ニート（NEET）とは，Not in Education, Employment or Trainingの頭文字をとったもので，学生でもなく，仕事をしてもおらず，職業訓練も受けていない若者を意味している。それは，「不登校」や「ひきこもり」に近いイメージで語られ，「フリーター（定職についていない人）」とともに，「働く意欲がない人」とみなされている。そのため，責任をニートやフリーターになった若者とその家族に追わせる論調がある。しかし2006年に「労働市場の側の問題に目をつむるな」と警告を発し話題となった本がある。そのタイトルが，『「ニート」っ

て言うな!』[27]である。

この問題が,若者側の責任だけでないことは,「勝ち組」若年層の頂点にいるとみなせる東大生の意識調査からも伺える。東大生ですら「フリーターになるかもしれない」「ニートやフリーターになるように思う」を合わせると28.3%にも上っていた。「ニートやフリーターを生む現在の社会に責任がある」と35%の者が感じている[28]。

正規の仕事に就くということは,単に収入を得ることだけでなく,社会保険制度への加入や能力開発,人間関係,将来の見通し,結婚して家族をもつことなどの可能性を広げる。低所得・職業性ストレス・社会サポートなどとの関係を考えると,正規雇用は健康にとって有利に,非正規雇用は不利に働く。経済財政白書(2006年度版)も認めたように「非正規雇用からの離脱は困難化している」現実を踏まえると,スウェーデンが公衆衛生政策[13]の重点分野のなかで,雇用政策に光を当てているのもうなずける。正規に雇用されないと,潜在的能力を開発するチャンスを奪われ,乏しいスキル(技能・技術),差別,失業,低所得,貧しい住居,ホームレス,犯罪,家庭の崩壊,そして不健康など一連の問題群に陥るからである。しかも,これらが集積し,悪循環を形成し,「社会的排除」と呼ばれる不可逆的な状態になってしまう[29,30]。

国民生活白書(2003年度版)も指摘したように,フリーター問題の「一番重要な原因は企業側にある」。しかし,一企業が利益を度外視して取り組める問題でもない。若年就労問題は「労働市場の設計」[27]の問題であり,社会政策の課題なのである。

◆最低賃金

OECD対日経済審査報告書(2006年)によれば,日本の相対的貧困率は13.5%で,OECD平均の8.4%を大きく上回り,主要7か国ではイギリスやイタリアを抜き,アメリカ(13.7%)に次いで高い国になってしまった。その後,徐々に上昇を続け2012年には16.1%にまで増えている(厚生労働省「国民生活基礎調査」)。その一因である

表 12-2　5 か国の最低賃金制度の比較

国名	2000 年	2005	2010	2011	2012	2013	2014
日本（円/時間）	659	668	730	737	749	764	780
アメリカ（ドル/時間）	5.15	5.15	7.25	7.25	7.25	7.25	7.25
カナダ（カナダドル/時間）	5.00〜7.20	5.90〜8.50	8.25〜10.00	9.50〜11.00	9.50〜11.00	9.95〜11.00	10.00〜11.00
イギリス（ポンド/時間）							
一般(22 歳〜)	3.70	5.05	5.93	6.08	6.19	6.31	6.50
若年者(18〜21 歳)	3.20	4.25	4.92	4.98	4.98	5.03	5.13
若年者(16〜17 歳)		3.00	3.64	3.68	3.68	3.72	3.79
フランス（2000 年はフラン/時間，他はユーロ/時間）	42.02	8.03	8.86	9.00	9.40	9.43	9.53

〔労働政策研究・研修機構（編）：データブック国際労働比較（2015 年版），p 194，2015〕
【参考】購買力平価（買える財やサービスの量が等しくなるように計算した換算率）
OECD Stat 2010〜2014 の値。1 アメリカドルあたり日本円 104.1〜111.6，カナダドル 1.221〜1.261，イギリスポンド 0.6912〜0.7081，フランスユーロ 0.8291〜0.8569。

　非正規雇用などワーキングプアは，労働基準法の上限時間まで働いても，生活保護の水準に達しない最低賃金によって生まれる。

　企業側は，最低賃金を引き上げれば，国際的な競争に負けてしまい雇用の確保ができなくなると主張する。例えば 2007 年 5 月 22 日に公表された政府の規制改革会議の報告書では，最低賃金の引き上げに反対していた。

　しかし，最低賃金の国際比較[31]をみると，日本の最低賃金の水準は，競争相手の先進諸国よりかなり低い（表 12-2）。国連の経済的，社会的及び文化的権利に関する委員会の見解（2013 年 5 月，外務省仮訳）[32]で「（日本では）最低賃金の平均水準が最低生存水準及び生活保護水準を下回っている」と指摘されたほどである。パートタイム労働者の賃金水準も，フルタイム労働者の 7〜8 割のヨーロッパに対し日本では 6 割弱に留まっている（図 12-1）。

　さすがに，安倍政権も 2015 年 11 月 24 日の経済財政諮問会議で，

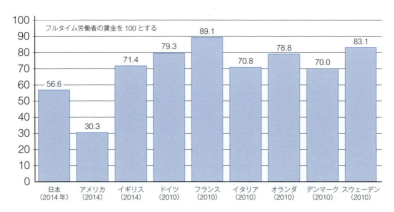

図 12-1　諸外国のフルタイム労働者とパートタイム労働者の賃金水準
フルタイム労働者に対するパートタイム労働者の賃金水準が，ヨーロッパ諸国では 7～8 割程度であるのに対して，日本は 6 割弱となっている。
(第 2 回同一労働同一賃金の実現に向けた検討会厚生労働省提出資料，2016　http://www.mhlw.go.jp/file/05-Shingikai-11601000-Shokugyouanteikyoku-Soumuka/kentoukai02_1.pdf)

最低賃金を毎年 3% 程度引き上げ，将来は 1000 円程度にするよう求めるようになった。

◆ワークシェアリング

　ここまで述べてきた非正規雇用や失業は，健康にはよくない。一方で，正規雇用されリストラを免れた日本の労働者には，過労死するほどの長時間労働がみられる。これらの問題を同時に解決する方法として注目されているのが，ワークシェアリングである[33]。

　労働時間を短縮すれば，雇われる人がもっと必要になるので，失業率は下がる。雇用機会を分け合う（シェアする）ことで，ワーク・ライフ・バランスのとれた生活が可能となる。ライフサイクルに合わせた短時間労働が可能になれば，子育て中の女性も仕事に就きやすくなり，育児参加できる父親が増えることは，少子化対策としても期待できる。残業代という収入は減るかもしれないが，残業代が払われていないサービス残業という実態もある。子育て中の母親が，短時間労働

でも社会保険に加入できるようになれば，将来の生活に見通しがもてる。しかも社会保険料の担い手も増える。

こんなうまい方法を実現している国がすでにある。オランダでは，労働者側と使用者側，そして政府が協議して，短時間労働者の社会保険加入を実現した。個人や一企業の取り組みでは困難でも，政府や社会として，このような社会政策を採用することは可能なのである。

所得保障・所得再分配政策

労働者だけでなく，失業者や障害者，子どもや高齢者の所得保障も重要なのはいうまでもない。社会疫学で注目されたのが，貧富の差の大きさ（所得分配の不平等）が健康に影響するという「相対所得仮説」である[10,34]。これは，ジニ係数などで示される貧富の差が小さい北欧のような国々で健康水準が高く，アメリカのように貧富の差が大きい国では経済的に豊かなわりに健康水準が低いことを指す。実際に9つのコホート研究を統合してメタ分析した結果，ジニ係数が0.3を超えると，0.05当たり死亡率が8％高まることが報告されている[35]。日本の年齢階級別のジニ係数をみると，高齢者層だけでなく30～34歳前後の年代でも上昇がみられ，死亡率も上昇しているという報告もある[36]。

これが意味することは，お金持ちに税金を多く負担してもらい，社会保障を必要としている低所得者などにより多く回す「所得の再分配」の強化政策は，国民全体の健康によいということである。低所得者が減るという経路以外に，格差が小さくなること自体が，お金持ちを含む国民全体の健康によい影響をもたらすことを意味する。

健康政策としての社会政策

「健康格差」を抑制するための政策にはさまざまなものがある。本書で取り上げた主なものだけでも，テレビの広告規制による肥満対策

や教育政策，貧困児童対策，長時間労働対策，職業性ストレス対策，交通政策や建造環境政策，コミュニティ政策，医療保障政策，労働・雇用政策，所得保障・所得再分配政策まで多岐にわたる。

◆「努力不足」か「戦略の見直し」か

　保健医療の専門職や政策担当者の立場からすると，本章で述べてきた内容は，自らの仕事とはかけ離れた話だと思われたかもしれない。しかし，考えてみてほしい。健康日本21（第1次）が2010年に目標達成どころか2000年よりも後退した項目が多かったのは，保健医療専門職の「努力不足」が原因なのであろうか。

　「特定健診でスクリーニングされたハイリスク者に特定保健指導を強化して行動を変えてもらう」という戦略に沿った努力が今も続けられている。「平成25年度特定健康診査・特定保健指導の実施状況」[37]にある健診受診率をみると，公務員などが加入する共済組合が73.7%，大企業を中心とする健康保険組合が71.8%に対し，中小企業の全国健康保険協会（協会けんぽ）が44.0%，市町村国保は34.2%に留まっている。この受診率の格差の背景にある，生活が安定していて余裕があり健康意識の高い人たちほど就業時間中に自分の職場でも健診受診ができ，生活に追われている人ほど仕事を休んで（所得を減らして）医療機関や健診会場に出向かないと健診を受診できないという社会的環境の違いへの対策を講じないまま，自己責任を問うことで果たして健康格差は縮小できるのだろうか。「戦略は正しいが努力不足」なのか，それとも「戦略そのものを見直す」のか，よく考える必要がある。

　従来の生活習慣に着目する保健・健康政策だけではうまくいかないと判断されたからこそ，「社会環境の質の向上」が「健康日本21（第2次）」では謳われた。どのような社会環境を，どのように変えるべきなのか，従来とは異なる戦略を論議し，具体化することが健康格差の縮小には必要だろう。

表 12-3　スウェーデン公衆衛生法（2003 年）の 11 分野

1. 社会における参加と影響
2. 経済と所得保障
3. 安全で望ましい小児期・青年期
4. 健康的なワーキングライフ（労働生活）
5. 健康的で安全な環境と生産物
6. より積極的に健康を増進する保健・医療政策
7. 感染症に対する効果的な予防対策
8. 安全な性生活と良好な出産育児
9. 身体活動量の増加
10. よい食生活習慣と安全な食物
11. タバコとアルコールの消費量抑制，不法薬物やドーピングのない社会，過剰なギャンブルによる弊害の抑制

スウェーデンの公衆衛生政策

すでに，社会環境に着目する戦略を，10年以上前に採用した国がスウェーデンである。表 12-3 は，2003年4月に採択された新しい公衆衛生政策の 11 分野（domain）である。保健・医療政策や感染症対策，母子保健，運動や食習慣，タバコとアルコールなど，日本でもなじみのある分野はもちろん含まれている。しかし，それらは6番目以降である。つまり，それらよりも前に置かれるべき，優先されるべき課題が公衆衛生にはある。それは，本書で取り上げてきたような社会政策群である。いまや健康政策のための，そして公衆衛生のための政策手段として社会政策を考える段階になったのである。

「もう1つの戦略」の3つの視点

いままでの戦略でうまくいかないとすれば，日本でも「もう1つの戦略」「新たな戦略」を構想すべきである。それには，3つの視点が重要である。

第1に，従来の戦略が，健康を「生物・医学モデル」でとらえていたのを拡張し，「生物・心理・社会モデル」でとらえ直すことであ

る。職場でのストレスや社会的サポート，経済状態や雇用条件，ソーシャル・キャピタルなども含む総合的な視点である。言い換えれば，これはあるライフステージにおける横断的な面における視野の拡張である。

　第2に，ライフコース（第1章）を重視する視点である。母子保健のみならず，乳幼児期（保育）や小児期（教育）・青年期（雇用）を通じた生活歴に目を配るべきである。これは時間軸に沿った縦断的な視野の拡張である。

　第3に，自己責任ばかりを強調し個人に介入する従来のハイリスク・アプローチ偏重から，ポピュレーション・アプローチの強化への転換である。ただし，これは一般住民を対象にした健康教室を数多く行うことではない。それは個人に働きかけて行動変容を目指すという点で従来型の戦略である。もう1つの戦略とは，個人だけでなく社会の責任も認め，社会・環境に介入し，条例や法律を変え，表12-1に示したような多様な社会政策をも駆使する戦略の強化である。言い換えれば，技術偏重主義に陥らないで，公衆衛生の原点「社会の変革」に立ち戻ることである。

　「そんな大変なこと，誰がやるの？」「保健医療職の仕事の枠を超える」という声が聞こえてきそうである。行政の他部門や政治家を巻き込まないとできないからである。しかし，公衆衛生の戦略の見直しの先陣を切るべきは，その必要性に気づいた保健医療の専門職ではないだろうか。

■文献
1) 後藤励，西村周三，依田高典：禁煙意思に関するコンジョイント分析．厚生の指標 54（10）：38-43，2007．
2) 伊藤ゆり，中村正和：たばこ税・価格の引き上げによるタバコ販売実績への影響．日本公衆衛生雑誌 60：613-618，2013．
3) Cole HM, Fiore MC：The war against tobacco：50 years and counting. JAMA 311：131-132, 2014.
4) 門倉貴史：ワーキングプアー―いくら働いても報われない時代が来る．宝島社，2006．
5) 松田亮三，近藤克則：健康格差と社会政策：政策内容と政策過程．保健医療科学 56：63-75，2007．
6) 武川正吾：労働経済から社会政策へ―社会政策研究の再生のために．社会政策のなか

の現代―福祉国家と福祉社会，pp 1-42，東京大学出版会，1999.
7) 武川正吾：新しい福祉国家と新しい福祉社会．福祉社会の社会政策―続・福祉国家と市民社会，pp 1-57．法律文化社，1999.
8) Baldock J, Mitton L, Manning L, et al（eds）：Social Policy, 2nd edition. Oxford University Press, Oxford, 2003.
9) Commission on Social Determinants of Health：Closing the gap in a generation：Health equity through action on the social determinants of health. World Health Organization, 2008.
http://whqlibdoc.who.int/publications/2008/9789241563703_eng.pdf（2016年9月26日最終アクセス）
日本語訳：http://sdh.umin.jp/translated/2008_csdh.pdf（2016年9月26日最終アクセス）
10) Berkman LF, Kawachi I, Glymour M（eds）：Social epidemiology. Oxford University Press, New York, 2014
11) WHO：RESOLUTIONS WHA62.14 Reducing health inequities through action on the social determinants of health. 2009.
http://apps.who.int/gb/ebwha/pdf_files/WHA62-REC1/WHA62_REC1-en-P2.pdf（2016年9月26日最終アクセス）
日本語訳：http://sdh.umin.jp/translated/2009_wha.pdf（2016年9月26日最終アクセス）
12) 厚生労働大臣：国民の健康の増進の総合的な推進を図るための基本的な方針．厚生労働省告示第四百三十号，2012.
http://www.mhlw.go.jp/bunya/kenkou/dl/kenkounippon21_01.pdf（2016年9月26日最終アクセス）
13) Hogstedt C, Lundgren B, Moberg H, et al：The Public Health Objective Bill（Govt. Bill 2002/03：35）―Extended summary. Scand J Public Health 32（Supplement 64）：18-59, 2004.
14) Hadley J：Insurance coverage, medical care use, and short-term health changes following an unintentional injury or the onset of a chronic condition. JAMA 297：1073-1084, 2007.
15) Rahimi AR, Spertus JA, Reid KJ, et al：Financial barriers to health care and outcomes after acute myocardial infarction. JAMA 297：1063-1072, 2007.
16) Soumerai SB, Avorn J, Ross-Degnan D, et al：Payment restrictions for prescription drugs under Medicaid. Effects on therapy, cost, and equity. N Engl J Med 317：550-556, 1987.
17) Reuveni H, Sheizaf B, Elhayany A：The effect of drug co-payment policy on the purchase of prescription drugs for children with infections in the community. Health Policy 62：1-13, 2002.
18) Tamblyn R, Laprise R, Hanley JA, et al：Adverse events associated with prescription drug cost-sharing among poor and elderly persons. JAMA 285：421-429, 2001.
19) ロビンソン R：医療における自己負担．Mossialos E, Dixon A, Figueras J, et al（eds）：Funding Health Care：Options for Europe. Open University Press, 2002／一圓光彌（監訳）：医療財源論．ヨーロッパの選択．pp 189-214, 光生館，2004.
20) Brook RH, Ware JE Jr, Rogers WH, et al：Does free care improve adults' health? Results from a randomized controlled trial. N Engl J Med 309：1426-1434, 1983.
21) 政策統括官室（経済財政分析担当）：医療保険制度と年齢階層別にみた受診行動．内閣府，2006.
http://www5.cao.go.jp/keizai3/seisakukoka.html（2016年9月26日最終アクセス）
22) Murata C, Yamada T, Chen CC, et al：Barriers to Health Care among the Elderly in Japan. Int J Environ Res Public Health 7：1330-1341, 2010.
23) 長嶺由衣子，近藤克則：市町村における子供医療費助成制度導入前後の受診動向―制度導入前後のA市レセプト分析より．社会保険旬報 2652：16-22, 2016.
24) Hanratty B, Zhang T, Whitehead M：How close have universal health systems come to

achieving equity in use of curative services? A systematic review. Int J Health Serv 37：89-109, 2007.
25) Maruthappu M, Watkins J, Noor AM：Economic downturns, universal health coverage, and cancer mortality in high-income and middle-income countries, 1990-2010：a longitudinal analysis. Lancet 388：684-695, 2016.
26) The OECD Health project：Towards High-performing Health Systems. OECD, Paris, 2004/阿万哲也（訳）：世界の医療制度改革—質の良い効率的な医療システムに向けて．明石書店，2005.
27) 本田由紀，内藤朝雄，後藤和智：「ニート」って言うな！ 光文社，2006.
28) 東京大学広報委員会：2005 年（第 55 回）学生生活実態調査の結果．p 44，東京大学，2006.
http://www.u-tokyo.ac.jp/content/400004819.pdf（2016 年 9 月 26 日最終アクセス）
29) 近藤克則：「健康格差社会」と公衆衛生の役割：社会的排除とセーフティネット．公衆衛生 70：88-90，2006.
30) 斉藤雅茂，近藤克則：社会的排除と健康格差．藤村正之（編著）：差別と排除の[いま] 4 福祉・医療における排除の多層性，pp 147-171, 2010.
31) 労働政策研究・研修機構：データブック国際労働比較．労働政策研究・研修機構，2015.
http://www.jil.go.jp/kokunai/statistics/databook/2015/documents/Databook2015.pdf（2016 年 9 月 26 日最終アクセス）
32) 経済的，社会的及び文化的権利に関する委員会：日本の第 3 回定期報告に関する最終見解．2013.
http://www.mofa.go.jp/mofaj/files/000053172.pdf（2016 年 9 月 26 日最終アクセス）
33) 熊沢誠：リストラとワークシェアリング．岩波書店，2003.
34) 近藤克則：健康格差社会—何が心と健康を蝕むのか．医学書院，2005.
35) Kondo N, Sambajwe G, Kawachi I, et al：Income inequality, mortality, and self rated health：meta-analysis of multilevel studies. BMJ 339：b4471, 2009.
36) 杉田稔：ジニ係数の上昇と青年層の死亡率の上昇との関係—リスク対策の社会化を充実させる必要性．民族衛生 72：234-245，2006.
37) 厚生労働省：平成 25 年度 特定健康診査・特定保健指導の実施状況．2015.
http://www.mhlw.go.jp/bunya/shakaihosho/iryouseido01/info03_h25.html（2016 年 9 月 26 日最終アクセス）

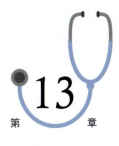

第13章 ハイリスク・アプローチの限界とそれに代わるもの

　第3部では，ここまで「健康格差社会への処方箋」の具体例を考えてきた。まず，ミクロ，メゾ，マクロに及ぶ総合的な戦略が必要であることを，ヨーロッパの到達点を紹介して述べた（第7章）。

　そして，ミクロ（個人・家庭）レベルの危険因子として，肥満・教育・貧困児童を例に取り上げ，すでに導入されている政策の実例やその成果を紹介した（第8章）。メゾ（コミュニティ・職場）レベルの危険因子に対する取り組みでは，第9章で「安全で健康な職場」と「健康な学校」など職場と学校の例を，第10章では，建造環境やWHOの「健康都市」プログラムを，そして第11章で，コミュニティにおけるソーシャル・キャピタルを取り上げた。マクロ（国）レベルでは，医療保障政策，労働・雇用政策，所得保障・再分配政策などの社会政策が健康政策にもなることを述べた（第12章）。

健康格差の是正に向かう3つの段階

　健康によい政策（処方）を考え，その具体的政策群も紹介してきた。それらが具体化するまでには，今後どのような道のりがあるのだろうか。

　導入に至るまでには，次の3つの段階を経ると考えられる。まず，患者の病状が悪化しているにもかかわらず，それに気づいていない段階では，新しい処方は検討すらされない。「このままではいけない」

と気づかれ，病態診断がなされるのが第1の段階である。

　その次に来る第2段階では，病態や病理診断に基づく治療理論（仮説）が生まれ，実際に試してみる段階である。

　そして，第3の段階として，その新しい考え方や方法が多くの人々の共感を呼んで受け入れられ，より多くの人たちが治療方法の開発や研究に取り組み，それらが大きなうねりとなることである。

　これに当てはめてみると，いまではWHOの総会決議や「健康日本21（第2次）」で健康格差があることが認められ，「このままではいけない」と気づかれている。そして，社会疫学研究が進められ，健康格差を生み出す社会的決定要因の解明が進められているという，第1の段階だろう。本書で示した政策群が意図的に導入されるためには，この第1段階を踏み固め，第2，第3段階へと進まなければならない。

　そこで，本章では，従来のハイリスク・アプローチに基づく保健政策の限界を明らかにして「いままでの考え方や方法だけでは解決できない」ことを明らかにする。そして，第2段階で必要な，従来のやり方に取って代わるべき治療理論を考え，具体的な取り組みについては次章で紹介したい。

⚖ ハイリスク・アプローチの限界

　ハイリスク者をスクリーニングして，その人たちに介入することで，予防を進めようという考え方をハイリスク・アプローチという。メタボリック・シンドローム対策として行われている特定健診・保健指導や，すでに見直しが図られた基本チェックリストにより発見された虚弱な（特定）高齢者を対象とした介護予防が典型である。かつて結核対策などでは，ハイリスク・アプローチは大きな成果をあげた。だからハイリスク・アプローチがメタボ対策にも介護予防にも適用された。しかし，それが奏効するには，いくつかの条件を満たす必要がある。

◆ハイリスク・アプローチが功を奏する4条件

図13-1と図13-2（p.186）をみてほしい。横軸に，結核菌への感染（図13-1），あるいは要介護リスク（図13-2）や高血圧などの生活習慣病リスクなどの健康に関わる指標を置いて，ある集団の健康状態の分布を示したものである。

図13-1では，正常者と異常者で二峰性の分布を示し，正常域（結核菌の非感染者）の死亡率はほとんどゼロで，異常域に入る（感染する）と，死亡率が急増する。つまり，異常者は正常者とは異質な集団である。

異常者をスクリーニングして手だてをとるハイリスク・アプローチが有効なのは，次の4条件を満たす場合である。すなわち，①リスクが比較的少数の特定の異常者に限ってみられ，②ハイリスク者をみつける方法が確立し，③ほとんどのハイリスク者に対する長期間にわたり有効な治療法も確立しており，④それが現実的にほとんどの人に提供可能な場合である。

かつての結核対策などは，これらの条件をほぼ満たしていた。しかし，生活習慣病やその予備軍であるメタボリック・シンドローム，介護予防の場合には，これらの条件を満たしていない。その分布は後述

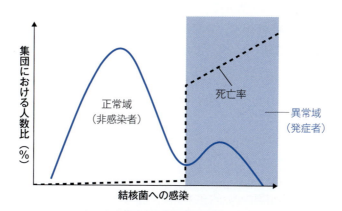

図13-1　二峰性の分布と急増する死亡率

の図13-2に示すような，リスクなしあるいは正常者が多い単峰性で，正常者と異常者の差は質的でなく量的なものである．ではこのとき，健診である異常値を超えたハイリスク者を対象に，保健指導で行動変容を促せば，死亡者は大幅に減るのであろうか？　答えは，否である．その理由は，4条件を満たしていないからである．

🔷 ハイリスク・アプローチだけではうまくいかない7つの理由

ハイリスク・アプローチだけではうまくいかない理由は7つある（表13-1）．

1）対象者は数千万人

メタボリック・シンドロームでいえば，その予備軍は，国民健康・栄養調査などによると40代以上の男性の2人に1人，女性の5人に1人だといわれる．介護予防の対象者も，基本チェックリスト回答者の2〜3割が該当する．つまり数千万人が対象となる．4条件のうち，①の「リスクが比較的少数の特定の異常者に限ってみられる」とはいいがたい．

2）ハイリスク者は未受診者に多い

健診で対象者をスクリーニングする方法では，健診に来ない人がそもそも対象から漏れてしまう．特定健診の受診率は，教育を受ける機会が少なかった人や低所得の人で低く[1]，（中小企業の人が加入する）協会けんぽ（44.0％）や（無職や非正規雇用，自営業の人が加入する）国民健康保険（34.2％）では半分にも達していない[2]．逆にいえ

表13-1　ハイリスク・アプローチだけではうまくいかない7つの理由

1）対象者は数千万人
2）ハイリスク者は未受診者に多い
3）ライフコースの影響は長く残る
4）職業性ストレスなど雇用者側の対応が必要
5）塩分摂取の9割は加工食品や外食由来
6）保健指導の長期効果のエビデンスはまだ少ない
7）ハイリスク（異常値）者より多い正常域からの発症

ば，健診とは，健康な人ほど受診してますます健康となり，受診していない人のなかに多いハイリスク者には手が及ばない戦略である[1]。健康格差の視点からみると，むしろ格差を拡大しているかもしれない。ハイリスク・アプローチが効果的であった結核では，学校で全員に健診が行われていたのに対し，特定健診や介護予防では，4条件のうちの②の「ハイリスク者をみつける方法が確立」していない。

3）ライフコースの影響は長く残る

第1章で紹介したように，出生時体重をはじめ，小児期の社会経済的環境などの要因が成人期の健康状態にも影響を及ぼしている。例を加えれば，15歳時の生活にゆとりがなかったと答えた人たちでは高齢期にうつ状態が27%多く[3]，18歳までに虐待を経験した者では高齢期の残歯数が14%少ない[4]。小児期の影響が残るのであれば，成人を対象とする保健指導だけでは手遅れなのは明らかだろう。

4）職業性ストレスなど雇用者側の対応が必要

第2章では，職業性ストレスもメタボリック・シンドロームのリスクであることを紹介した。職業性ストレス（反応）の原因は，本人にのみあるのではない。上司や同僚からのサポートの乏しさ，業務量が多く裁量権が乏しいこと，努力に見合う（非金銭的なものを含む）報酬が少ないことで大きくなる。これらは，雇用者側の対応なしには改善が難しい。

5）塩分摂取の9割は加工食品や外食由来

減塩食が高血圧を減らすことは確立している。しかし，減塩に気をつけるよう保健指導をしても減塩に成功する保証はない。なぜなら中国では自宅で加える塩が摂取量の76%を占めているが，日本，イギリス，アメリカでは，自分ではコントロールできない加工食品や外食を通じて摂取する塩分量が多いからである[5]。減塩に努めていると答えた人の1日あたり塩分摂取量は，そうでない人より17.9 mmol（約1 gの食塩に相当）少なかったが，それでも10.6 gと厚生労働省推奨食塩摂取量（男性8.0 g未満，女性7.0 g未満）よりも3～4割多かったという[6]。個人への減塩指導の効果は限定的で，加工食品業界を巻

き込んだ対策が必要である。

6) 保健指導の長期効果のエビデンスはまだ少ない

初期の研究では健康教育には行動変容の効果がみられ，効果的と信じられていた。しかし，追跡期間が延びるにつれ，効果は小さくなる。高血圧患者と糖尿病患者では有効だが，一般集団においては，長期（12か月）にわたり追跡した研究を集めると効果がなくなってしまうことが，系統的レビューで明らかになっている[7]。

上記の3）ライフコース，4）雇用者側，5）加工食品業界などの対応が必要であることとあわせ，ハイリスク・アプローチが有効である条件③の「長期間にわたり有効な治療法」も確立していないのである。

7) ハイリスク（異常値）者より多い正常域からの発症

図13-2に示したように，要介護リスクや生活習慣病の特徴の1つは，特定の異常値よりも低い（正常とされる）人でも，リスクがゼロではないことである。高血圧の基準値が，徐々に下がってきたことがそ

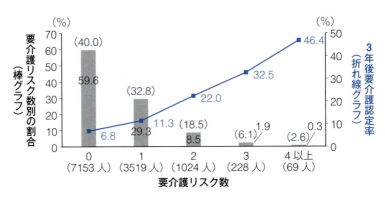

図 13-2　要介護リスク数別の割合と，3年後要介護認定率，要介護認定者全体に占める割合（棒上のカッコ内の数字）

要介護認定を受けていなかった高齢者（1万1993人）の3年間追跡データ（要介護認定者1215人）。
要介護リスク：①抑うつ（GDS 15で10点以上），②閉じこもり（外出週1回未満），③転倒（1年間に複数回転倒），④口腔状態（あまり噛めないので食べるものが限られる），⑤低栄養（BMI＜18.5），⑥認知症（物忘れの自覚あり）

れを象徴している（第4章）。図13-2はAGES（p.2参照）プロジェクトの3年間追跡データから作成したものである。要介護認定率を示す折れ線は，図13-1に比べると緩やかな右肩上がりである。リスク数1つの人ではリスク数2つの人よりも新規要介護認定率は低いが，リスク数0の人と比べれば高い。つまり，条件①「リスクが比較的少数」に限られているという点を満たしていない。

　だから，異常値を大きく超えるハイリスクの人たちすべての要介護状態を防げたとしても，要介護者数はさほど減らない。図13-2の棒グラフの上のカッコ内の数字は，3年間に要介護認定を受けた者のうち，そのリスク数であった者が要介護認定者全体に占める割合である。つまり，仮にリスク数2つ以上の人たちの要介護発生を防げたとしても，要介護認定者は27.2（18.5＋6.1＋2.6）％しか減らない。なんと40％の新規要介護者は3年前にはリスク数0なのである。線引きラインをリスク数1つ以上にずらせば，カバーできる割合は増える。ただし，介護予防事業の対策とすべき人も増える。対象が4割というのではもはやハイリスク・アプローチと呼べないだろう。つまり，ここでも条件①「リスクが比較的少数」という点を満たしていない。

　しかも，介護予防や，保健指導による行動変容という介入プログラムは，上述したように，その効果は大きいとはいえない。長年の実績がある禁煙プログラムですら，長期の禁煙に成功する人の割合は対象者の10〜20％である[8,9]。つまり，ハイリスクの人たちに介入しても，そのすべてを正常化することは難しい。2割と見込んでも，先の図13-2でいえば，リスク数2つ以上の27.2％の2割だから5，6％しか減らない。つまり，条件③「ほとんどのハイリスク者に有効な治療法が確立」という点も満たしていない。

　また対象者のスクリーニングに費用がかかるわりに，対象となった人たちが，介護予防教室に来てくれなかったことも，介護予防政策の見直しの理由となった[10]。つまり，条件④の治療法が「現実的にほとんどの人に提供可能」という点も満たしていない。

以上のように，図 13-2 のような性質をもち，先述の 4 条件を満たさない介護予防や生活習慣病に対しては，ハイリスク・アプローチは本質的な限界をもっている。一部の人には有効だが，それだけに頼るのでは，全体として効果が望めないのは明らかである。

ポピュレーション・アプローチの新しさと重要性

では，どうしたらよいか。異常値を示す人にだけ介入するのではなく，図 13-3 に示すように，正常とみなされる人を含めた集団 B 全体を左に移動させ集団 A に近づける戦略である。これが，ポピュレーション・アプローチである。

Rose が，ハイリスク・アプローチの限界を指摘し，予防医学のもう 1 つの戦略であるポピュレーション・アプローチの重要性を主張したのは，1992 年のことである[8]。すでに約 25 年経っているという意味では新しくはない。厚生労働省も，10 年前の全国保健指導担当者会議（2006 年 1 月 13 日）資料などで，ポピュレーション・アプローチという言葉を使ってはいる。しかし，その具体例としてあげられているのは，食事バランスガイドの策定・普及などである。情報を

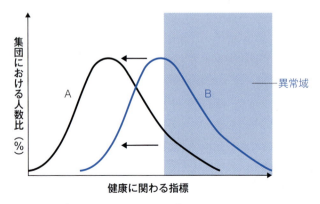

図 13-3 ポピュレーション・アプローチ

提供して個人の行動変容を引き出そうというものであり，環境への介入をほとんど含んでいない。そのことを考えると，ハイリスク・アプローチの限界，そしてポピュレーション・アプローチの新しさと重要性が，政策立案者や公衆衛生関係者にすら十分には理解されておらず，具体的な政策対応はまだこれからという段階である。

その重要性は，図 13-4 をみるとわかる。これは，32 か国 52 集団における各集団の BMI（kg/m^2）の平均値と肥満者の割合（%）との関係を示したものである。平均値が上がる（右に行く）につれて肥満者の割合は増え，その相関はきわめて高い（r＝0.94）[4]。このような関係は，コレステロールや血圧などにおいてもみられる[4]。Rose によれば，平均血圧をたった 3% 減らすだけで，高血圧で医療機関を受診する人の数は 25% も減るという[8]。第 11 章で紹介したように，スポーツ組織や趣味の会に参加する高齢者が多いまちでは，転倒が少なくうつ得点の平均点は下がるのである。つまり，異常者の割合は正常者を含む平均とともに動くので，異常者を減らすためには，図 13-3 の集団 B から集団 A へのように，集団全体の分布や平均値を左にずらす戦略が必要かつ有効なのである。

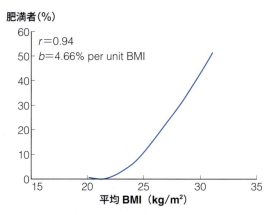

図 13-4　集団の BMI 平均値と肥満者の割合

〔Rose G：The strategy of Preventive Medicine. oxford University Press, 1992／曽田研二，田中平三（監訳）：予防医学のストラテジー．p 69，医学書院，1998 をもとに作図〕

⚖ なぜ健康の社会的決定要因に着目するのか

　健康人を含む集団に健康情報を広く提供して行動の変容を促すのも，確かに1つのポピュレーション・アプローチである．しかし，おいしそうな（高カロリーの）ケーキを目の前にした人にダイエットの重要性を訴えて，どれほどの効果があるのだろう．もう一例あげれば，ストレスに満ちた長時間労働で，タバコや飲酒以外に手軽にできるストレス解消策がなく，いつでもどこでも安くタバコやアルコールが手に入る環境をそのままにして禁煙や節酒を訴える戦略は，次のような環境への介入策を併用する場合に比べ，効果は小さいであろう．

　本格的なポピュレーション・アプローチとは，健康によくない環境に個人をさらしたまま，人々の意志の力に働きかけることではない．人々が健康によい行動をとりやすい支援的な環境に変えることである．タバコでいえば，職場・公共空間を禁煙にし，広告を規制し，タバコ代を1000円に上げ，さらには禁煙に職場ぐるみで取り組み，スポーツを気軽にできる機会を増すなど喫煙に代わる職業性ストレス軽減策を提供することである．

　集団を動かすとなると，1人ひとりに直接働きかけるハイリスク・アプローチだけでは無理である．ではどうするか．環境を変えることによって，そのなかで暮らす人々が，さほど努力しなくても，あるいは，気づかないまま健康によい行動を選択してしまうような状況を作り出す必要がある．

　そのような環境への介入策を練るためには，不健康な生活習慣という「原因」だけに着目しないで，川に例えれば，より上流にある「原因の原因」（cause of cause）に着目する必要がある．「原因の原因」のうち，変えられるのは，遺伝子のような生物学的要因ではなく，建造環境（第10章参照）を含む社会経済的要因である．だから健康の社会的決定要因に着目するのだ．WHOも厚生労働省も「社会・生活環境の質の向上」を謳った[11, 12]．しかし基本的な方向は示されているものの，その具体化となると立ち遅れているといわざるを得ない．

残されているのは約5年

　健康格差の縮小のためには，ハイリスク・アプローチだけに頼ることはできない。それに代わるあるいは補完する戦略とは，「健康の社会的決定要因」に着目し，それを変えるような環境介入型のポピュレーション・アプローチである。社会疫学研究やその理論や知見を生かした実践事例や，その効果に対する評価研究の実例を積み重ねるなかで，具体例を豊かにすることが期待される。

　残されている時間は約5年である。なぜならば，2013年度に始まった「健康日本21（第2次）」も，2017年には中間評価，その5年後の2022年には最終評価となるからである。それまでに健康格差の縮小か，その兆し，少なくともこうすれば効果が得られそうだという手がかりが欲しい。それらが得られなければ，「健康格差の縮小」という目標は，そもそも無理な目標であったとして，取り下げられてしまう恐れがある。

　あなたが「特定健診・保健指導などのハイリスク・アプローチにもっと懸命に取り組むだけで，健康格差の縮小はできる」と信じられるのなら，その努力をすればよい。しかし，もし確信できないのなら，2022年に向けて，新たな取り組みを始める必要がある。

何をなすべきか

　健康格差を是正する政策導入に向けた第1段階は，「このままではいけない」と，気づかれることだと述べた。そこで，本章では，保健政策におけるハイリスク・アプローチの7つの限界を指摘した。誤解されないように強調しておくが，私はハイリスク・アプローチを全面否定してはいない。ただ，いかなる戦略も，いかなる状況においても効く「万能薬」ではない。そして，4条件を満たさないときには，その効果には限界がある。特に生活習慣病や介護予防，健康格差の縮小の視点からは，不十分なのである。

第2段階は，ハイリスク・アプローチに代わって開発すべき新しい戦略，環境介入型のポピュレーション・アプローチを練り，その具体化を図ることである．そして，その効果を検証することである．多くの試行錯誤のなかには，無効なものも有効なものもあるはずである．有効な手立てを明らかにし普及していくことが求められる．このような問題意識から，私たちが取り組んで来た具体例を，次の第14章で紹介したい．

そして，第3段階は，新しい考え方や取り組みを普及させ，大きなうねりとすることである．その兆しを第15章で考える．

■文献
1) 近藤克則：検証「健康格差社会」─介護予防に向けた社会疫学的大規模調査．医学書院，2007．
2) 厚生労働省：平成25年度 特定健康診査・特定保健指導の実施状況．2015．
http://www.mhlw.go.jp/bunya/shakaihosho/iryouseido01/info03_h25.html（2016年9月26日最終アクセス）
3) Tani Y, Fujiwara T, Kondo N, et al：Childhood Socioeconomic Status and Onset of Depression among Japanese Older Adults：the JAGES Prospective Cohort Study. Am J Geriatr Psychiatry 24：717-726, 2016
4) Matsuyama Y, Fujiwara T, Aida J, et al：Experience of childhood abuse and later number of remaining teeth in older Japanese：a life-course study from Japan Gerontological Evaluation Study project. Community Dent Oral Epidemiol 44：531-539, 2016.
5) Anderson CA, Appel LJ, Okuda N, et al：Dietary sources of sodium in China, Japan, the United Kingdom, and the United States, women and men aged 40 to 59 years：the INTERMAP study. J Am Diet Assoc 110：736-745, 2010.
6) Okuda N, Stamler J, Brown IJ, et al：Individual efforts to reduce salt intake in China, Japan, UK, USA：what did people achieve? The INTERMAP Population Study. J Hypertens 32：2385-2392, 2014.
7) Ebrahim S, Taylor F, Ward K, et al：Multiple risk factor interventions for primary prevention of coronary heart disease. Cochrane Database Syst Rev 19：CD001561, 2011.
8) Rose G：The Strategy of Preventive Medicine. pp 20, 30, Oxford University Press, 1992／曽田研二，田中平三（監訳）：予防医学のストラテジー─生活習慣病対策と健康増進，医学書院，1998.
9) Anthonisen NR, Skeans MA, Wise RA, et al：The effects of a smoking cessation intervention on 14.5-year mortality：a randomized clinical trial. Ann Intern Med 142：233-239, 2005.
10) 林尊弘，近藤克則：地域づくりによる介護予防のエビデンス．総合リハビリテーション 44：281-286, 2016.
11) Commission on Social Determinants of Health：Closing the gap in a generation：Health equity through action on the social determinants of health. World Health Organization, 2008.
http://whqlibdoc.who.int/publications/2008/9789241563703_eng.pdf（2016年9月26日最終アクセス）
日本語訳：http://sdh.umin.jp/translated/2008_csdh.pdf（2016年9月26日最終アクセ

ス）
12）厚生労働大臣：国民の健康の増進の総合的な推進を図るための基本的な方針．厚生労働省告示第四百三十号，2012．
http://www.mhlw.go.jp/bunya/kenkou/dl/kenkounippon21_01.pdf（2016年9月26日最終アクセス）

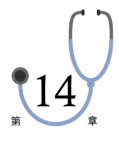

第 14 章

ポピュレーション・アプローチの具体化

ポピュレーション・アプローチを具体化した2つの取り組み

　健康格差の縮小を目指すとき，その実態の把握は出発点にすぎない。健康格差の生成メカニズムを解明し，介入可能なエントリーポイント（入口）や方法を探し出し，政策や実践パッケージにできる手がかりを得る必要がある。

　だから，本書の第1部のように生成メカニズムを解明するだけでは不十分である。政策に乗せるためには，第2部の価値判断や第3部の事例収集に加え，実施可能性や費用の検討，政策マネジメントツールの開発などの努力も必要となる。これら多くの課題は少人数の研究者ではできない。それが数十人の研究者が参加する JAGES プロジェクト（p.15 参照）を組織した理由である。

　前章では，健康格差を縮小する政策導入に向けた第1段階としてハイリスク・アプローチの限界を述べ，新たな試みにチャレンジする必要を指摘した。そして第2段階では，ハイリスク・アプローチに代わって開発すべき環境介入型のポピュレーション・アプローチの具体化を図り，その効果を検証することが必要だと述べた。そこで本章では，JAGES プロジェクトで取り組んできたポピュレーション・アプローチの具体化に関わる取り組みを2つに絞って紹介したい。

　1つは，地域介入研究である。環境介入型のポピュレーション・アプローチに立つ取り組みとは，具体的にはどのようなものなのか，果

たしてそれによって人々の健康状態は改善し健康格差を縮小できるのか。これらを明らかにするために，実際に行政と組んで地域に介入して評価をした，地域に基礎を置く参加型研究（Community-Based Participatory Research：CBPR）の事例である。

もう1つは，開発を進めている政策マネジメント支援システムである。ポピュレーション・アプローチに向けた合意形成や介入策の手がかりを引き出すのに役立ち，効果の検証にも使える，「見える化」システム JAGES HEART（JAGES Health Equity Assessment and Response Tool；JAGES 健康の公平性評価・対応ツール）である。

地域介入研究—武豊プロジェクト

第11章では，ソーシャル・キャピタルと健康指標との地域相関分析に始まり，縦断（追跡）研究も紹介した。それらの結果，ソーシャル・キャピタルが豊かな人や地域においては数年後の健康状態がよいという時間的前後関係が確認され，因果関係が示唆された。しかし，政策や実践に応用するには，この関係が因果であること，ソーシャル・キャピタルを意図的に豊かにできること，それによって効果があり副作用は生じないか，メリットのほうが十分に大きいこと，費用が嵩みすぎないことなどを実証する必要がある。そのためには，実際に地域介入をして確かめるしかない。

JAGES プロジェクトが1999年度に始まったときからご協力いただいてきた愛知県武豊町（人口4万2744人，高齢化率23.4%，2015年時点）において，2007年度から町の介護予防施策として，高齢者が集い，楽しみ，交流できる「憩いのサロン」（図14-1）を開設する取り組みを進めてきた[1-7]。その結果，参加者では要介護認定率が半減することなどがわかってきた[8]。この武豊プロジェクトの概要，プロセス評価，アウトカム評価，費用分析などの結果を紹介しよう。

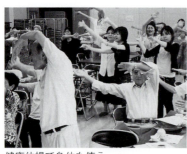
健康体操で身体も使う

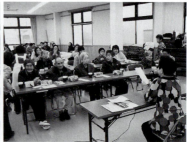
頭を使う川柳作り

図 14-1 憩いのサロンのプログラム例

◧武豊プロジェクトのコンセプト

武豊町において，下記に示す5つのコンセプトからなる介入プログラムを開発した。

第1に，個人でなく社会環境への介入を目指すポピュレーション・アプローチである。具体的には，全国社会福祉協議会が提唱していた「サロン」を新たに開設した。

第2に，町の中心部に数か所ではなく，町のあちこちに多拠点を整備することを目指した。遠くに住む人ほど施設を利用しないので[9]，町じゅうの高齢者が徒歩で参加できることを意図した。

第3に，多拠点の運営には人手が必要であることから，専門職でなくボランティアによる運営を目指した。

第4に，ボランティア任せにしないで，自治体による支援も行った。具体的には，立ち上げ支援，町の広報・回覧板での宣伝，開所式での町長挨拶，財政支援，などである。

第5に，健康体操だけでない楽しい多彩なプログラム・メニューを目指した。インストラクター役は，地域の趣味サークルや一芸をもつ「出前ボランティア」の人たちである。

◧立ち上げプロセス

2006年に，町と研究者でコンセプトなどを論議して構想を練った[2,3]。

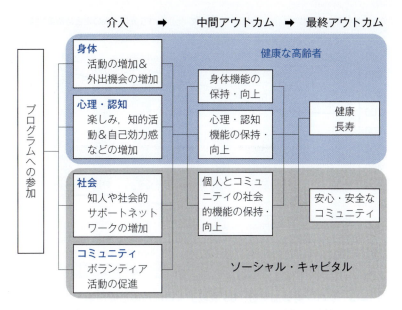

図 14-2　プログラムの理論

　そこで期待したのは，図 14-2 に示すような，高齢者個人にみられる変化と，地域におけるソーシャル・キャピタルの変化であった。

　問題の1つは，ボランティアの確保であった。そこで住民説明会を行った。そのなかで，ボランティアなどで社会参加している高齢者ほど要介護状態になりにくいという縦断追跡研究[10]の結果を紹介してボランティアを募ったところ，50〜60人集まり，その後の4年間で9倍と，短期間にボランティアを増やすことができた。

　地域のソーシャル・キャピタルを豊かにすることを意図し，協調行動を促す機会として住民参加型のワークショップ開催などを重視した。相談の結果，サロンの開催は月に1〜2回で，健康体操や茶話会のほかは，毎回異なる企画を行うこととなった。

　ボランティアはサロン開設・企画・運営準備のために，毎週のように集まった。開所式には100人程度が集まり町長も挨拶をした。

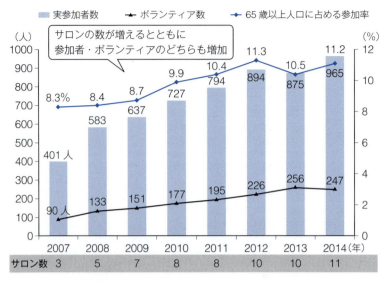

図14-3 サロン実参加者数，65歳以上人口に占める参加率，ボランティア数の推移
2014年度のボランティア登録数247人。サロンは11か所目を開設。
(武豊町データより作成)

◆プロセス評価

　2007年5月に3か所開設し，その後毎年のように増えて2012年には10か所となり，高齢者の1割以上が参加した（図14-3）[2]。2015年度には11か所で年間190回開催，ボランティア登録者数282人，延べ参加者1万2636人となり，2016年5月までに13か所目が開設されている。

　この事業について，図14-4のような評価計画を立ててプロセス評価を行った[3]。

　まず，どのような人たちが参加しているのかを分析すると，健診受診者とは逆に，教育年数の短い人や所得の低い人たちで，参加割合が高かった[11]。しかも，厚生労働省の基本チェックリストで虚弱と判定される人たちが，2割以上参加していた[7]。町の1割を超す高齢者が

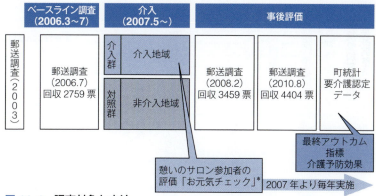

図 14-4　調査対象と方法
武豊町の要介護認定を受けていない高齢者全員を対象に郵送調査。
＊サロン参加者を対象に質問紙・面接調査，体力測定。

参加しているので，参加している虚弱者（特定高齢者）は町全体では 2％ である。これはハイリスク・アプローチである二次予防の介護予防教室に参加する虚弱者の全国平均割合の 0.8％ より 2.5 倍も多い。ポピュレーション・アプローチが多くの人たちに届くとき，ハイリスク層だけを選別した取り組み以上に，ハイリスク層に政策が届くことがわかる。

　サロンに参加しているボランティア 40 人（平均 67.3 歳）と一般参加者 33 人（平均 75.8 歳）を対象に，健康に保護的効果があるとわかっている情緒的サポートの受領や提供[10, 12, 13]について聞いた。サロン参加後にそれらが増えたとする者が，ボランティアでは「受領」72.5％，「提供」87.5％，一般参加者では「受領」87.5％，「提供」75.8％ に上っていた[14]。また健康情報の授受の場ともなっていた[15]。

　サロン参加者では，不参加者に比べて，老人クラブ，ボランティア，スポーツの会などに新たに参加を始めた者が多かった（図 14-5）[5]。介入前の 2006 年調査と介入 8 か月後の 2008 年調査の両方に回答した 1693 人を分析対象に，参加者（198 人）と非参加者（1495 人）の比較を行った。その結果，2008 年に参加している地域組織

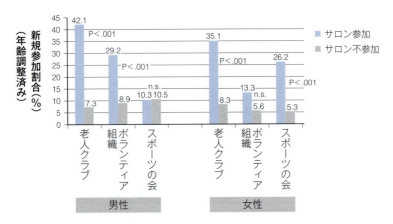

図 14-5　サロン参加者と非参加者間比較：地域の会への新規参加割合
「老研式活動能力指標」の「手段的自立」5項目すべて自立の者に限定。
（平井寛：高齢者サロン事業参加者の個人レベルのソーシャル・キャピタル指標の変化．農村計画学会誌 28：201-206，2010 より作成）

（町内会，スポーツ・趣味・宗教・ボランティア・政治・業界・市民組織）の数は，2006 年の参加組織数が同じ群間で比べても，サロン参加者のほうが非参加者に比べ多かった。例えば，2006 年には地域組織に参加しておらず，2008 年に 1 つ以上の地域組織に参加するようになっていた者は，サロン非参加者が 28.2% であるのに対し，サロン参加者では 64.8% と 2 倍以上多かった[4]。2 つ以上参加している者も増え，サロンに参加することで他の地域組織への参加も増えるという波及効果が示唆された。

　サロンへの参加者の多さと要望の多さを反映して，行政レベルの対応として，2008 年に策定された第 5 次武豊町総合計画のなかにサロンの開設計画が位置付けられ，2020 年までに 14 か所で開設するという数値目標が明示された。

◆アウトカム評価

　参加群では，健康指標もよくなることが確認できた。ただし介入前

の状態を比較すると，より健康な人ほど，サロンに参加していることもわかった。そこで，擬似的な無作為化対照比較試験とみなせる操作変数法という高度な分析手法を用いた分析を行った。その結果，サロン参加群においては，8 か月後の主観的健康感の改善が 2.5 倍多かった[16]。5 年間の要介護認定率でも，非参加群は 14% であるのに対し，参加群では 7.7% とおよそ半分であった。操作変数法で分析した結果でも，要介護認定は半分に抑制され[8]，認知症のリスクも 3 割抑制されていた[9]。

　介護予防効果もあることから，武豊プロジェクトは，厚生労働省のホームページで紹介されるようになった。

◆武豊プロジェクトの費用分析

　2010 年度に武豊町で 8 か所のサロン事業に要した費用を分析した。費用には，運営委託費など町が支出した金額と，健康課，福祉課，地域包括支援センター，社会福祉協議会の職員の人件費を計上した。その結果，1 年間の費用の総額は 632 万 7077 円であった[17]。実参加者 1 人あたりの年間費用は 8703 円，延べ参加者 1 人当たりでは 982 円，サロン開所 1 日あたり費用は 5 万 8047 円であった。

　全国の，要介護認定を受けている者の 1 人当たり平均給付費は年間約 192 万円であったので，参加者から要介護認定を受ける者が年間 4 人以上抑制されれば費用対効果に優れていることになる。仮定する条件によるが，5 年間でおよそ 38 人，年間平均で 8 人弱（×192 万円で約 1460 万円）は抑制されたと推定できる。粗い分析では，武豊プロジェクトは費用対効果に優れていると考えられる。

◆今後の課題

　以上のように，ボランティアを育てサロンを開設し，地域のソーシャル・キャピタルを豊かにしようという取り組みによって，主観的健康感が改善し要介護認定を受ける人が減るなど，健康づくり効果・介護予防効果が確認できた。

その経路[18]としては，高齢者がボランティアや一般参加者として参加する場が近くにできたことで，他の人と話す機会や健康に関する情報，身体活動，社会的サポートの授受が増えたことが考えられる。また参加している町民から要望が出されて，町の総合計画にサロンへの支援や増設の数値目標が明記され，町報で宣伝されるなど，政策・行政が支援することで，さらに拠点整備や運営がしやすくなったと思われる。多くのボランティアが支えることで，1回あたり60人超の人が参加し，その結果，1人あたりの運営費用も抑えられている。

健康格差への影響については，サロン参加割合が，低学歴・低所得の人たちで高いことから，恩恵はその人たちにより大きく及ぶと考えられ，長期的には健康格差の縮小にも寄与しうると思われる。負の副作用は今のところ確認できていない。その理由として，参加しない自由も保障されており，参加する場合に町内に複数の作られたサロンのなかからどこでも自由に選択できることがあげられる。実際に，他のボランティアとそりが合わないからと，ボランティアをするサロンを移った人もいる。

今後，長期的な健康格差の縮小効果の検証，さらに参加者割合を増やすことで町全体の要介護認定率まで抑制されるのか，他の市町村に展開可能かなど，多くの課題を指摘することができる。今後，このような取り組みを全国に広げ，あるいはすでにある取り組みを発見し，そのプログラムを記述し蓄積することが望まれる。一例として，「保健師ジャーナル」などの専門誌に，健康格差縮小に向けたヒントとなる取り組み事例の蓄積をしている（第16章参照）。とりわけリスクを多く抱える困難地域や人たちを重点的に支援する環境介入型のポピュレーション・アプローチの具体例を，そのプロセスや効果についての評価研究も含め蓄積することが課題である。

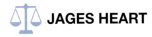 **JAGES HEART**

もう1つ，ポピュレーション・アプローチによる健康格差対策を進

第14章 ポピュレーション・アプローチの具体化

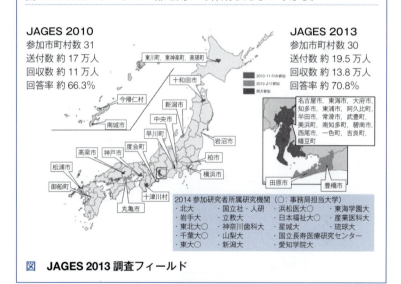

column 1　JAGES HEART の開発に用いた JAGES 2013 調査データ

2013年10～12月，図に示す全国の37市町村において，要介護認定を受けていない高齢者19万3694人に郵送調査を行い，13万7736人から回答が得られた（回答率71.1%，年齢・性別が得られた分析対象者数12万9740人，有効回答率67.0%）。日常生活圏域ニーズ調査データは102保険者117市町村から35万3655人分の提供を受けた。図14-9はこのデータの一部を用いて作成したものである。

図　JAGES 2013 調査フィールド

めるために，JAGESプロジェクトが開発してきたツールがある[19-22]。それが前述したJAGES HEARTである（**Column 1**）。2010～2012年度厚生労働科学研究費補助金（長寿科学総合研究事業）「介護保険の総合的政策評価ベンチマーク・システムの開発」などの助成を受けて開発したもので，2015年7月から公開された厚生労働省の地域包括ケア「見える化」システム[23]のプロトタイプともなった。

WHO神戸センターが開発したUrban HEART（都市における健康の

公平性評価・対応ツール)[24]を参考に，WHO 神戸センターと共同して開発した高齢者版にあたるもので，WHO 神戸センターや JAGES のホームページ（http://www.jages.net）から誰でもみることができる。

これにより，市町村間に2倍以上の地域間の健康格差が珍しくないことや，重点対象とすべき地域などが容易に把握できる。市町村や都道府県がこれらを用いて，課題を抱えた地域への支援を始めた例も生まれ始めている[22, 25-30]。

◆「見える化」システムのねらい

地域づくりや環境改善型のポピュレーション・アプローチの問題点は，個人に比べると地域の課題はみえにくいこと，関わる人が多くなるので情報の共有が簡単ではないこと，漫然とした取り組みなりがちなことなどである。例えば，調査をして転倒経験者の割合が 12% とわかっても，それだけでは高いのか低いのか，課題とすべきなのかど

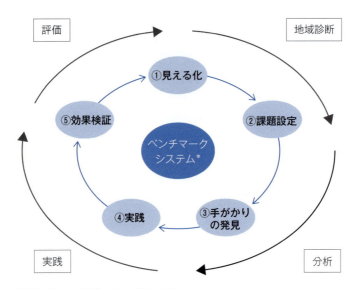

図 14-6 マネジメントサイクル
＊ベンチマークシステム：指標による比較。

うかの判断ができない。

そこで，地域診断を支援するツールとして，他の市町村や小地域（日常生活圏域や小学校区など）との比較ができる「見える化」システムとしてのJAGES HEARTを開発した。これを使うことで，図14-6に示したマネジメントサイクルを回しやすくなる。

まず①保険者（市町村や広域連合）ごとの健康状態や社会資源などの格差を「見える化」し，②データに基づき「課題設定」をして，③実証分析によって「手がかりの発見」をして地域づくりによる介護予防事業を立案し，④その事業を「実践」して，⑤「効果検証」をするためのツールを組み合わせたシステムである。

◆システムを構成する各ツールの概要
❶多市町村間比較ツール

図14-7のように，指標の値が大きい順に市町村や小地域を並べ5

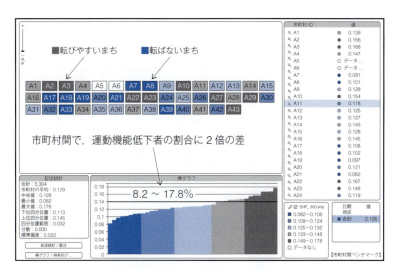

図14-7　多地域間比較ツールによる課題の「見える化」
評価したい指標（この図の場合は運動機能低下者）が，他の参加市町村や小地域と比較してどれくらい多い（少ない）のかという，相対的位置がわかる。

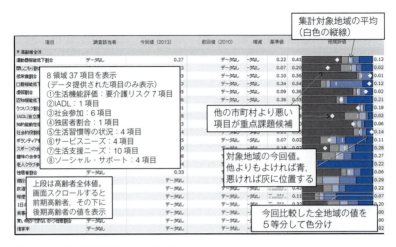

図 14-8 地域診断書とその見方
・評価したい対象地域の要介護リスクや社会参加状況を表示している。
・今回値や前回値，また他の対象地域と比べた良悪の相対的位置がわかる。
・この地域診断書によって，事業評価やどの項目を優先するかなど，戦略的な地域政策を立案することに活用できる。

等分して示すツールである。一番よい上位 2 割は■，最下位の 2 割は■になるようにして示し，市町村間で比較して当該市町村の値がどの位置にあるのかが把握できる。図 14-7 でいえば，運動機能低下者（過去 1 年間に転倒したなど）の割合が少ない市町村はどこかが一目でわかる。また人口の高齢化による違いの影響を除くため，前期高齢者のみ，後期高齢者のみで比べられる画面もある。

❷地域診断書

人間ドック受診者に渡される結果一覧表（診断書）のように，多くの指標の結果を一覧できる地域診断書（図 14-8）も開発した。右の色の付いた帯の右側（■）の中に◇がある指標は，比較した地域のなかでもよい指標であり，左側（■）の中に◇がある指標は，他地域よりも劣っていて重点課題とすべき指標である。

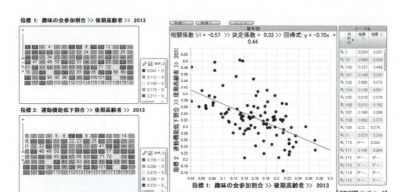

図 14-9　関連要因の分析例
・日常生活圏域ニーズ調査データを用いた分析支援（分析に用いたのは107市町村）。
・趣味の会参加割合が高い市町村で運動機能低下者は少ない。
（http://www.yobou_bm.umin.jp/200bm/shichoson_compare/double/atlas.html）

❸市町村内の小地域間比較

　同じ市町村内など隣接している地域の場合，地図を色で塗り分けて比較できるようにした。同じ市町村内にもかなりバラツキがあり，重点的に費用や人手をかけて支援し，住民にも奮起してもらって，底上げを図るべき重点対象地域がわかる。

❹関連要因の分析

　散布図により，要介護リスクと関連する要因など，2つの要因間の関連を分析できる。図 14-9 では，趣味の会などに参加する高齢者が多い市町村ほど，運動機能低下など要介護リスクをもつ高齢者の割合が低いことがみてとれる。これらを手がかりに，重点対象地域への介入策を立案し，関係者で共有できる。

▶「見える化」システムの活用事例

　JAGES プロジェクトに参加する市町村にこの「見える化」システムを使ってもらい，地域診断を起点にマネジメント・サイクルが回り

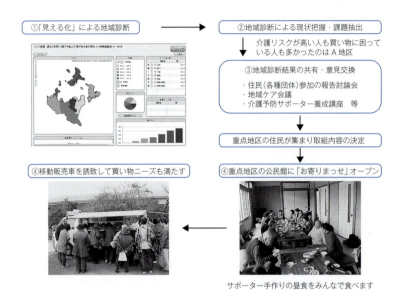

図 14-10 「見える化」システムを活用した一例（A 地区の介護予防事業「お寄りまっせ」に至る経過）

始めた事例を収集している。図 14-10 は，その一例である。

いずれも重点課題や重点対象地域をデータに基づき選定し，当該地域の住民向けに説明会やワークショップを行い，ボランティアによる通いの場づくりなどの取り組みが始まっている[26-28]。

◆ポピュレーション・アプローチの効果検証

地域づくりの進展とそれによる介護予防効果は，市町村や小地域を集計単位として経年変化をみることで評価できる可能性がみえてきている。JAGES プロジェクトに 2010 年と 2013 年の両年とも参加した 23 市町村を対象に，3 年間の変化をみた例では，歩行者割合（1 日 30 分以上歩行する人の割合）は，前期・後期高齢者ともすべての市町村で増加していた（平均で前期 8.2%，後期 11.2%，最小 3.7%～最大 20.6%）。そして，歩行者割合が増加した市町村ほど，転倒者割合

が減少していた（前期高齢者 $\rho=-0.53$，後期高齢者 $\rho=-0.37$）[31]。

　地域で課題をもつ人が減ったり，社会資源が増えたりしたなどの変化をモニタリングできるツールを，現在設計中である。効果を評価するためには，比較対照群が欲しい。しかし行政施策として行う場合には，何もしない対照群を設定することは市民や議会には受け入れらない。そのとき，ある施策を始めた市町村やモデル地域を介入群とし，それ以外の地域を比較対照群にすることは，現実的に受け入れられる対応だと考えられる。

　多くの市町村のデータを蓄積し，それらを比較できる「見える化」システムを構築すれば，効果検証にも有用なシステムになりうると考えている。多くの市町村の取り組み前後の変化を比較できるようになれば，そのなかでも大きく改善した市町村での取り組みを分析することで，優れた実践（good practice）が比較的容易に抽出できるようになると期待している。

◆今後の課題

　以上のように，多くの市町村からのデータを比較可能な形で収集し，そのデータを活用して地域課題の「見える化」をし，介護予防の手がかりを提示し，地域介入をしてその効果を検証し，マネジメント・サイクルを回せるシステムの開発を進めてきた。

　一方で，課題もみえてきている。例えば，毎年あるいは数年ごとに調査が必要であり，地域支援事業のなかの一般介護予防事業評価事業の予算（市町村負担は 12.5％）を介護予防・日常生活圏域ニーズ調査に使ってよいと厚生労働省は示したが，果たして，多くの市町村が実施するか。また，多市町村からデータを集めるとデータの質にバラツキがあり，外れ値を示す例も避けがたいが，それを減らす手立てはあるのか。

　さらに，要介護認定率や要介護リスクなどとの地域相関分析を行うと，一部の指標では有意な相関がみられない（**column 2**）。指標のなかには，個人レベルでは高い妥当性（測りたいものをとらえている度

column 2　地域診断指標としての妥当性の検証が必要

地域相関分析でみられた相関は，個人レベルで必ずしもみられないという「生態学的誤謬」があるため，因果推論のうえでは仮説にとどまるということは疫学の初歩的な知識である。そのため，地域相関研究を，個人レベルの（個票を用いた）分析よりもレベルの低い研究だとする誤解が（査読者に）ある。しかし，逆に，個人レベルでみられる関連が，地域レベルで必ずしも見られないという「個人主義的誤謬」[32]の問題はあまり知られていない。地域診断指標としての妥当性を検証するうえでは，個人主義的誤謬がないことを確認するなど，地域相関分析に代表される地域レベルの研究は，不可欠である。

表は，ソーシャル・キャピタル関連指標と要介護リスク指標との地域相関分析の結果を一覧表にしたものである。

ソーシャル・キャピタル関連指標として，表頭に示した社会的サポートの種類や授受，政治やスポーツ，趣味の会など種類別の参加割合，友人と会う割合など，さらに頻度別にすると多くの指標を作成できる。いろいろな要介護リスク指標を表側に置いて，負の相関が強い（健康によ

表　ソーシャル・キャピタル指標と要介護リスク指標の相関（校区レベル）

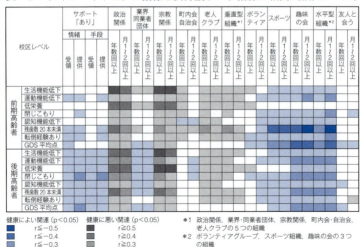

い）ほど青く示した。

　総じて，左にある社会的サポートと右側にある水平的とみなせる組織（ボランティア，スポーツ，趣味の会）では健康に保護的な関連（負の相関）が認められた。一方，垂直的とみなせる組織（政治，業界，宗教，町内会）では，それらに参加している人が多い校区ほど健康指標が悪いという，仮説とは逆の（正の）相関（■印）を認める。つまり地域組織のつながりなら何でも「多いほど健康によい関連」を示すとは限らないことを意味する。社会参加にも，場合によっては義務感や負担など，社会関係や人間関係による負の側面がある。不良仲間に誘われてタバコに手を出す高校生などに象徴されるように，ソーシャル・キャピタルにも負の側面がある。それ以外にも「病気をしたので宗教組織に入った」など「逆の因果」や「個人主義的誤謬」などが含まれている。

　以上のことは，ソーシャル・キャピタル関連指標なら何でもよいのではなく，地域診断指標として用いるべきなのは，妥当性が高いことが検証された一部の指標に留まることを意味している。ソーシャル・キャピタルのどの側面や要素に着目すべきなのか，健康のどの側面には関連が強いのかなど，個人におけるリスクの解明とは異なるリサーチ・クエスチョンに基づく，地域レベルに着目した独自の実証研究が必要なことを示している。

合）がみられても，地域診断指標としての妥当性は高くない指標もある。地域診断指標としての予測妥当性（将来のその地域の健康水準を予測する力）をはじめ，個人レベルのリスクの解明とは異なる独自の実証研究が必要である。

3つの課題

　環境づくり型のポピュレーション・アプローチによる健康格差対策に向けて，この間に取り組んできた2つの具体例を紹介した。それを経験するなかで気づいた3つの課題，すなわち，①プログラム・マネジメント，②多部門・セクター間連携，③「見える化」の推進に

ついて，簡単に述べておきたい．

◆プログラム・マネジメント

　ハイリスク・アプローチであれば，1拠点における数十人から数百人を対象にした取り組みで効果を検証できる．一方，ポピュレーション・アプローチとは，集団（ポピュレーション）を動かそうという戦略だから，最終的には数十万〜数千万人という桁違いに多くの人たちを動かそうと戦略である．となると，はじめは1市町村の数か所から始めるにしても，数か所の拠点における数十人規模の取り組みではまったく規模が足りない．いずれ拠点を数十〜数千か所に拡大し，運営にあたる人たちにその方法を伝えられるように，ひとかたまりのプログラムとして言語化（記述）する必要がある．

　まずは図14-2のようなプログラムの理論（仮説）を記述し，その理論仮説通りのプロセスがみられ，期待したアウトカムが得られるかどうかを評価することまで含まれるプログラムである．

　また1つのプログラムであっても，それが導入されるコミュニティの歴史や特性，参加者によって，アレンジすることになる．そうなると異なる条件下で異なる者や方法によって運営されるため，バラツキが増える．それにもかかわらず効果をあげるためには，実行（do）後の評価（check）と改善（action）を含むPDCA（Plan-Do-Check-Action）サイクルを回すマネジメントの発想と手法，取り組みが不可欠だろう．

◆多部門・セクター連携

　プログラムの企画運営を担う現場の実践者と，評価を行う研究者，普及を支援する政策・行政担当者が手を組まないと，プログラム・マネジメントができないことは明らかである．また，保健部門だけでなく，子どもの貧困対策であれば教育や子育て支援部門と，建造環境であれば国土交通省や都市計画部門，スポーツや趣味の会と，ボランティア振興ならスポーツ庁や生涯教育，市民共同参画などの部門と，

それぞれ連携する必要がある。

　環境改善型のポピュレーション・アプローチを具体化し大規模に展開するには，専門職だけでなく，取り組む市民・ボランティア・NPOなどの増加や，企業・ビジネスによる商品およびサービス，マスコミで紹介されるような社会現象，それらを支援するような政策導入などを必要とする。そう考えると，多部門・セクター間の連携，協調，協働など，いわば部門・セクター間のソーシャル・キャピタルが重要になる。

◆「見える化」の重要性

　健康格差対策を進めるうえで，「見える化」はいくつもの意味で重要である。

　第1に，健康格差の大きさが「見える化」されてはじめて，縮小すべきだと社会的な合意が生まれる。

　第2に，取り組みを具体化するときに，どこに，どれくらい大きさの格差があり，なぜ格差が生じているのかというメカニズムの「見える化」も必要である。

　第3に，環境づくりとなると利害関係者が多くなる。財務当局や議員など政策形成に関わるものから現場の専門職，NPOなどを含む実践家まで，多くの関係者で状況認識や戦略などを共有する必要がある。

　第4に，健康格差を縮小することは簡単ではないがゆえに，取り組みをしても効果が見えなければ，「やってもムダ」という批判にさらされる。だからこそ効果や変化の「見える化」は重要である。

　第5に，より効果の大きな方法を「見える化」して，関係者で共有することも，取り組みを広げるうえで必要である。

　前章までに紹介したように，他にも健康格差対策としてやるべきことは無数にあり，ここで紹介した2つの取り組み以上に有効なものもあるだろう。しかし，そのことは，評価をして効果の「見える化」をしなければわからない。

本章で紹介した2つの例を振り返ってみると，どちらも10年以上前に取り組み始めたものである．健康格差対策が多面的である必要を考えると，今後も気の遠くなるような努力を必要とする．全国のいろいろな取り組みがプログラム化され，それらのプロセスも成果も「見える化」された成果が蓄積され，効果的なプログラムが，多様な人たちの連携によって普及することを願う．

■文献
1) 村山洋史，近藤克則，藤原佳典：健康長寿をめざしたソーシャル・キャピタル介入．イチロー・カワチ，高尾総司，S.V. スブラマニアン（編），近藤克則，白井こころ，近藤尚己（監訳）：ソーシャル・キャピタルと健康政策―地域で活用するために，pp 257-300，日本評論社，2013．
2) 小林美紀：楽しく・無理なく・介護予防―地域と協働で進める「憩いのサロン」．保健師ジャーナル69：386-392，2013．
3) 平井寛，近藤克則：介護予防プログラムの開発と評価―「閉じこもり」予防事業武豊モデル．日本福祉大学21世紀COEプログラム：福祉社会開発学―理論・政策・実際，pp 174-182，ミネルヴァ書房，2008．
4) 近藤克則，平井寛，竹田徳則，ほか：ソーシャル・キャピタルと健康．行動計量学 37：27-37，2010．
5) 平井寛：高齢者サロン事業参加者の個人レベルのソーシャル・キャピタル指標の変化．農村計画学会誌28：201-206，2010．
6) 平井寛，近藤克則：住民ボランティア運営型地域サロンによる介護予防事業のプロジェクト評価．季刊 社会保障研究46：249-263，2010．
7) 竹田徳：地域介入による介護予防効果検証 武豊プロジェクト．総合リハビリテーション42：623-629，2014．
8) Hikichi H, Kondo N, Kondo K, et al：Effect of community intervention program promoting social interactions on functional disability prevention for older adults：propensity score matching and instrumental variable analyses, JAGES Taketoyo study. J Epidemiol Community Health 69：905-910, 2015.
9) 平井寛，近藤克則：高齢者の町施設利用の関連要因分析―介護予防事業参加促進にむけた基礎的研究．日本公衆衛生雑誌55：37-45，2008．
10) 平井寛，近藤克則，尾島俊之，ほか：地域在住高齢者の要介護認定のリスク要因の検討―AGESプロジェクト3年間の追跡研究．日本公衆衛生雑誌56：501-512，2009．
11) 平井寛，近藤克則：住民ボランティア運営型地域サロンによる介護予防事業のプロジェクト評価．季刊 社会保障研究46：249-263，2011．
12) 近藤克則：社会関係と健康．川上憲人，小林廉毅，橋本英樹（編）：社会格差と健康―社会疫学からのアプローチ，pp 163-185，東京大学出版会，2006．
13) 吉井清子，近藤克則，久世淳子，ほか：地域在住高齢者の社会関係の特徴とその後2年間の要介護状態発生との関連性．日本公衆衛生雑誌52：456-467，2005．
14) 竹田徳則，近藤克則，平井寛：心理社会的因子に着目した認知症予防のための介入研究―ポピュレーション戦略に基づく介入プログラム理論と中間アウトカム評価．作業療法28：178-186，2009．
15) 大浦智子，竹田徳則，近藤克則，ほか：「憩いのサロン」参加者の健康情報源と情報の授受―サロンは情報の授受の場になっているか？ 保健師ジャーナル69：712-

719, 2013.
16) Ichida Y, Hirai H, Kondo K, et al：Does social participation improve self-rated health in the older population? A quasi-experimental intervention study. Soc Sci Med 94：83-90, 2013.
17) 近藤克則：保健・医療・介護における効果・質・格差の評価―到達点と課題．フィナンシャル・レビュー 3：133-157, 2015.
18) Kawachi I, Barkman L：Social Cohesion, Social Capital, and Health. Berkman LF, Kawachi I（eds）：Social epidemiology, pp 174-190. Oxford University Press, New York, 2000.
19) JAGES project：JAGES HEART（Health Equity Assessment and Response Tool）. 2014. http://sdh.umin.jp/heart/（2016 年 9 月 26 日最終アクセス）
20) JAGES（Japan Gerontological Evaluation Study, 日本老年学的評価研究）プロジェクト：介護予防政策サポートサイト．2013. http://www.yobou_bm.umin.jp/（2016 年 9 月 26 日最終アクセス）
21) 尾島俊之，JAGES プロジェクト：Urban HEART の枠組みを活用した介護予防ベンチマーク指標の開発．医療と社会 24：35-45, 2014.
22) 近藤克則，JAGES プロジェクト：健康格差と健康の社会的決定要因の「見える化」―JAGES 2010-11 プロジェクト．医療と社会 24：5-20, 2014.
23) 厚生労働省：地域包括ケア「見える化」システム．2015. http://mieruka.mhlw.go.jp/（2016 年 9 月 26 日最終アクセス）
24) WHO：Urban HEART―executive document. 2010. http://www.who.int/kobe_centre/publications/urban_heart_jp.pdf（2016 年 9 月 26 日最終アクセス）
25) 鈴木佳代，近藤克則：見える化システム JAGES HEART を用いた介護予防における保険者支援．医療と社会 24：75-85, 2014.
26) 山谷麻由美，近藤克則，近藤尚己，ほか：長崎県松浦市における地域診断支援ツールを活用した高齢者サロンの展開―JAGES プロジェクト．日本公衆衛生雑誌 63：578-585, 2016.
27) 芦田登代，近藤尚己，近藤克則：介護予防の優先順位づけのためのデータ可視化ツールの開発．厚生の指標 63：1-7, 2016.
28) 中村廣隆，小嶋雅代，村田千代栄：住民主体介護予防に向けた取り組み；地域課題の共有するワークショップを通じて．東海公衆衛生雑誌 4：55-59, 2016.
29) 森山雄，近藤克則：事例集 新しい健康日本 21 へのヒント―介護予防による地域づくりに地域診断システムを活用：島根県における市町村支援の取り組み．保健師ジャーナル 71：334-339, 2015.
30) 山谷麻由美，荒木典子：地域診断を起点とした地域住民や関係機関との協働のまちづくり―介護予防 Web アトラスを活用した松浦市の試み．保健師ジャーナル 70：812-816, 2014.
31) 長嶺由衣子，辻大士，近藤克則：市町村単位の転倒者割合と歩行者割合に関する地域相関分析―JAGES 2010-2013 連続横断分析より．厚生の指標 62：1-8, 2015.
32) 市田行信：ソーシャル・キャピタル―地域の視点から．近藤克則（編）：検証「健康格差社会」―介護予防に向けた社会疫学的大規模調査，pp 107-119, 医学書院，2007.

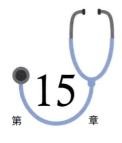

第15章 国内外にみる変化の兆し

　本書を書こうと思ったきっかけは，拙著『健康格差社会――何が心と健康を蝕むのか』[1]の読者から寄せられた声であった。「健康格差社会であることはわかった。しかし，いかなる社会にも格差はあるから，是正することなどできないのではないか」あるいは「対策はあるのか」という疑問である。

　これに対し，「なくせなくても縮小はできる」「縮小する政策の手がかりはある」ことを述べ，「実際に諸外国で採用されている健康格差の是正策」などを紹介してきた。そして，日本でも取り組みが進むには，次のような3段階――①「このままではいけない」と気づかれ，②従来の考え方にとって代わる新しい考え方や具体例が生まれ，③その新しい考え方や取り組みが多くの人々をとらえ大きなうねりとなること――を経るだろうと述べた。

　そして第13章と第14章では，公衆衛生領域における②の「新しい考え方や具体例」に当たるものとして，「ポピュレーション・アプローチ」があることと，その具体化の試みとを紹介した。

　本章では，③の「大きなうねり」に至る国内外の動向と変化の兆しとして，政策評価の重視と積極的社会投資を巡る動向を取り上げる。

健康格差対策に必要なもの

　健康格差対策が政策として動き出すためには，科学的な根拠，世論

の支持，そして財源が必要である。

◆科学的な根拠だけでは足りない

公衆衛生関係者の間で，「ポピュレーション・アプローチ」や「健康の社会的決定要因」の重要性が受け入れられ，科学的根拠が蓄積されることは重要である。しかし，それだけでは足りない。

イギリスをはじめとするヨーロッパで「健康格差」に注目が集まり，政府の動きが出てきたのは1990年代後半のことである。その背景には，確かに「ライフコース疫学」や「健康の社会的決定要因」研究による科学的知見の蓄積があった。しかし，第4章で述べたように，WHOの健康政策も科学的根拠だけでは決まらず，政治・経済・社会における主義・思想の影響を受けてきた歴史がある。

ケインズもいうように「思想は，それが正しい場合にも間違っている場合にも，一般に思われているよりもはるかに強力である」[2]。政治・経済において，自己責任が強調される社会では，健康においても自己責任が強調される。「避けられる死」を予防し健康に生きることを支援する環境づくりを社会（保障）政策によって進めることすら，政府による過剰な介入だとして，むしろ嫌われ批判される社会がある。そんな社会においては，科学的知見の蓄積だけでは，健康によい社会（保障）政策を拡充することに社会的合意が得られないだろう。

ヨーロッパには，すでに「放置できない健康格差がある」と認め，「社会政策を拡充してそれを是正すべきだ」という社会的合意がある。このような社会的合意形成に向けた変化の兆しはあるのだろうか。

◆民意の揺れ戻し

社会において格差がある程度以上に大きくなると「これ以上の格差拡大はよくない」という声が広がるのは，多くの国にみられる共通現象である。

小泉政権の頃，日本でも「市場」「規制緩和」「小さな政府」「自己責任」「結果の不平等（格差）」などを支持・容認する声が大きくなっ

た。これは「20年遅れの新自由主義」などといわれた。1980年代のイギリス（保守党，サッチャー首相）やアメリカ（共和党，レーガン大統領）などに先例があるからである。そこでは，社会保障は，経済的富を生み出さない「お荷物」とされ，（最低限のセーフティネットを除き）少ないほどよいとみなされた。社会保障は，豊かな者がより多く負担し，貧しい者により多く給付される仕組みなので，所得の再分配機能をもつ。それを抑制しようとするのだから，新自由主義がもたらすものは格差の拡大である。

「格差拡大が行き過ぎた」と，国民が判断するとき，揺り戻しが起きる。新自由主義的な政権の後，イギリスでは労働党が，アメリカでは民主党が，野党から政権に返り咲いた。日本においても，格差や貧困の深刻な広がりという現実を前に，これ以上拡大するのはよくないと考える国民が増えた。その期待を背負って政権についた民主党が貧困率の公表を始めた。返り咲いた自民党の安倍首相も「一億総活躍社会」をスローガンとし，世界的にも目立つ水準になったので「子どもの貧困対策」や「最低賃金の引き上げ」なども口にするようになった。『21世紀の資本』[3]でピケティが，格差を放置すれば資本の集積が進み，さらに格差が拡大するという現象を，100年の歴史の分析を通じて明らかにしたことも，国民の格差への関心を高めている。

◆財源問題と増税への不信感

格差の是正には，所得の再配分が不可欠である。その機能をもつ社会保障の拡充までは合意できるが，その財源問題となると異論は多い。医療・介護・年金・失業・労災に限れば，社会保険料を増やすことも選択肢に入る。他方，本書で紹介してきたような多様な政策の財源となると，やはり増税が必要になる。しかし，増税には感情的な反発がある。それに加えて，もっともと思われる慎重論もある。それは，増税すると昔の「大きくて非効率な政府」に逆戻りして，無駄な公共事業や補助金が増えるだけであり，増税しても社会（保障）政策の拡充につながらないのではないかというものだ。政府や政治，そし

て増税に対し不信の目を向けている国民は多い。

⚖️ イギリスの「第3の道」

　昔に逆戻りしなかった国がある。それはイギリスである。1997年,ブレア首相が率いた「ニューレイバー(新しい労働党)」は,18年ぶりに政権に復帰した。そのときに掲げた路線が「第3の道」である[4-6]。それは公正重視(効率軽視)の「大きな政府」路線(第1の道)ではなく,効率重視(公正軽視)の「小さな政府」路線(第2の道)でもない。両者のよいところを併せもつ「大きくても効率的な政府」を目指すのが「第3の道」であった。それは,日本の今後を考えるときの1つのモデルになると思われる。

　かつて「ゆりかごから墓場まで」というスローガンで福祉国家として名をはせたイギリスは,経済的に行き詰まった。福祉が手厚いと,失業補償だけでも食べていけるので働こうとしなくなる。それが英国病の原因だと訴え政権についたのがサッチャーだった。「鉄の女」サッチャーは,経済成長を優先し社会保障の水準を切り下げた。その結果,医療や教育などの公共サービスの水準低下を招き,格差も拡大した。そこに登場したのが,「第3の道」を掲げたブレアである。

　市場や民間を尊重し,効率も重視し,格差も(一部で是正されたが一部では)拡大したから,ニューレイバーは「サッチャー流の新自由主義の隠れ蓑」との批判もあった。一方で,医療費を10年間で3倍に拡大し,貧困児童対策を強化したなど,明らかに新自由主義とは異なる特徴をもっていた[6]。また,「効率だけでなく社会正義を」「自己責任とともに社会連帯を」とニューレイバーは主張した。そして,そのために強化したのが政策評価であった。

◆多面的な政策評価

　「限られた資源を有効に使う」つまり「効率を高めること」は,誰がみても正しい。ただし,それが「痛み」を伴い,その痛みが死をも

意味するものだとすれば,それは行き過ぎだと多くの人が考えるであろう。つまり,効率と同じように社会正義や公正も重要な価値である。つまり,どちらかに偏重することなく「バランスをとること」が大事である。

イギリスの「第3の道」において,バランスをとるうえで大きな役割を果たしたものが「多面的な政策評価」である。経済成長や効率の側面も評価するが,同時に健康格差,貧困児童の数などの側面も評価・モニタリングする。いわばどちらに傾いているのかがわかるようにして,バランスをとりやすくしたのである。格差問題に熱心な労働党政権時代に,健康格差が明らかになり,いったん「見える化」が進んだ結果,格差問題には熱心とはいえない保守党・自由党連合政権になっても,健康格差対策は継続された。政策文書「健康な生活,健康な国民:アウトカムにおける透明性（Healthy Lives, Healthy People：Transparency in Outcomes）」の一環として,「平等性の分析（equality analysis）」を公表し,地域間,年齢間,社会経済階層間など集団間における健康格差10指標のモニタリングに向けデータ整備・公表を続けたのである[7]。

▶多元的な政策評価

政策評価といえば,かつては政府の政策当局が一元的に行うのが当たり前であった。政策を評価するには多くのデータや情報が必要で,それを集めるのには大金がかかる。それができたのは,政府関係者だけだったからである。

しかし,政府だけが政策評価をするのでは,政府に都合のよい結果だけを公表する恐れがある。だからイギリスでは,集計分析した結果を一般に公開するだけでなく,政府が集めた情報から個人情報を削除したうえで,個票（元になった1人ひとりの）データまで,政府の外部の者に提供する仕組みが作られた。これらのデータは税金を使って集めたものだから,国民の誰もがアクセスできるようにすべきだと考えたのである。政府以外のシンクタンクや研究者,マスコミ,国

民，海外の研究者にすら，簡単な手続きでデータを提供し，追加分析や再分析などの二次利用が可能になっている。

　もし政府が，政府に都合のよい分析結果を発表したり，都合の悪いことには触れなかったりしたら，同じデータを使って，それへの反論ができるのである。政策評価には価値観が影響する。だから異なる立場から，政策評価をすることが重要なのである。これが多元的な政策評価である。

◆政府の説明責任と国民による監視と同意

　政策評価と並んで重要なのが，説明責任（accountability）である。現状がどうなっているのか，それに対しどうしようとしているのか，その根拠は何かなどを説明する責任が，政府や政治家にはあるという考えである。

　一例をあげれば，日本でもみかけるようになった選挙のときのマニフェストである。そのモデルも実はイギリスである。日本では，それまでは選挙民に向けて，「約束します。私を信じてください」と訴えていた。一方マニフェストでは，公約の達成時期と数値目標を示す。政策目標や方法を国民に示し，国民の支持を問うのであるから，まさに説明責任を果たすためのツールである。そうするとマニフェストがどの程度達成されたのか，政策評価がしやすくなる。つまり，国民が，政党や政府を監視しやすくなるのである。

　多面的で多元的な政策評価による事後チェックとマニフェストの組み合わせが成熟すると「評価と説明責任の時代」[4-6]となる。そうなれば，国民は政治家や政党のいうことを「信じる」のでなく，政府の行き過ぎを監視し，政策の善し悪しを判断し，同意したり拒否したりしやすくなる。

　たとえば効率を重視するあまり，格差が拡大してきていることが明らかになれば，その路線を突き進むことはできなくなる。また，税金が無駄に使われていないか，社会保障にどのように使われているかを，国民が監視できるようになれば，社会（保障）政策拡充のための

増税に対して，国民の同意は得やすくなるであろう。

健康格差を巡る政策評価重視の流れ

　政策評価は，健康格差対策を進める WHO や英米など諸外国でも重視されている。そこでは事前評価で健康格差の現状を「見える化」し，数値目標を掲げ，そして事後評価をし，取り組みを見直すというマネジメントも重視され，成果をあげ始めている。

◆イギリスにおける健康格差対策

　先行したのはブレア政権であった。政権についた直後の 1997 年に「健康の不平等に関する委員会」[8] を設置した（報告書は 1998 年）。その後，アクションプランを発表し多面的な取り組みを始め[9,10]，10 年間の取り組みを評価し[11,12]，明らかになった課題に対する対応策を検討するマネジメントが行われてきた。その結果，2003 年から 2010 年までの 7 年の歳月を必要としたが，イギリスでは，地域間の健康格差の縮小が報告された。社会的困窮地域と富裕地域の平均寿命の差が，6.9 年から 4.4 年に縮まったのだ（図 15-1）[13]。

◆アメリカでの動き

　アメリカでも，1990 年に始まった Healthy People 2000 の頃から，人種間，社会経済的階層間の健康指標の比較データを公表してきた[14]。

　アメリカ疾病対策予防センター（CDC）が 2011 年と 2013 年に，健康格差に特化した「健康格差と不平等報告（CDC Health Disparities and Inequalities Report：CHDIR）[15]」を発表している。そこには，健康の社会的決定要因（教育や所得，健康によい食料品店へのアクセス，失業率），労災事故（死）など環境上の危険（hazard），医療や予防サービスへのアクセス（医療保険加入率や大腸がん検診受診率，インフルエンザワクチンの接種率），健康行動（10 代の妊娠，大量飲

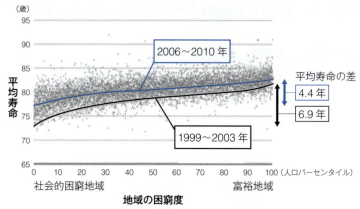

図 15-1　イギリスでみられた健康格差の縮小
(Buck D, Maguire D：Inequalities in life expectancy. Changes over time and implications for policy. King's Fund, 2015)

酒，喫煙），各種疾患の有病率と死亡率などが 187 ページにまとめられている。

変化がみられなかったり，むしろ差が拡大したりしている指標もある一方で，例えば，平均寿命の推移をみると，1999 年には，白人 77.3 歳に対し黒人では 71.4 歳と 5.9 歳短く，白人の 92.4% だったが，2008 年までの 10 年間で，白人 78.5 歳に対し黒人で 74.0 歳と，その差は 4.5 歳まで縮小し，白人の 94.3% と人種間の健康格差が縮小してきていることがわかる[16]。

◆ WHO の Urban HEART

WHO は，健康の社会的決定要因に関する委員会の最終報告書[17]で 3 つの勧告を出した。第 3 の勧告にあたる「健康格差の評価と対応のためのツール」として Urban HEART（都市における健康の公平性評価・対応ツール）[18]を 2010 までに開発した。これは，健康格差対策に取り組むチーム形成に始まり，評価指標を定め，データを収集し，健康格差の実態を「見える化」し，優先課題を決め，対応を特定す

る，という一連の流れを支援するマネジメント・ツールである。

◆健康影響予測評価

健康に関連する評価の動きとして健康影響予測評価（Health Impact Assessment：HIA）がある。第9〜13章で示したように，健康に直接関連しないと思われているテレビの広告規制，交通政策，都市政策，労働・雇用政策，所得保障・再分配政策などによって，予想外の影響が健康に及ぶことはよくある。そのことが認識されるにつれ，政策の立案・策定時に，健康影響をあらかじめ評価する HIA を重視する動きが出てきた[19, 20]。大規模開発の前に，環境影響アセスメントがされるのと同じである。国際的には，WHO[20] や EU などの国際機関，イギリス[21]をはじめとする多くの政府において取り入れられるようになっている。

HIA は，WHO によると「政策・施策・事業による人々の健康への潜在的な影響と人々の間の影響の分布を評価するための手続き，方法，ツールの組み合わせ」[20]である。新空港建設，ダム建設，雇用政策，農業政策，住宅供給政策，環境政策，税制など，多くの政策が評価対象となる[19]。日本でも，日本公衆衛生学会の委員会がその必要性を指摘しガイダンスを提案している[22]。

環境アセスメントについては，日本でも1997年に環境影響評価法（通称：環境アセスメント法）が制定されている。今後は，HIA についても，多くの政策に対して行い，その意義を社会に伝え，法制化することが望まれる。

◆環境に着目した介入政策の事後評価の動向

1930年代の大恐慌やアジア通貨危機，リーマンショック後の不況などに，自殺をはじめアルコールやストレス関連死が増えた国があった一方で，不況下であるにもかかわらず自殺率が減り続け，死亡率の上昇抑制に成功した国々が実際にある[23]。従来なら健康政策は保健・医療政策を所轄する省庁の政策を通じて行うのが常識であった。しか

し，それらだけでは，経済危機による健康被害を防げない。防ぐのに成功した国々では，経済政策から失業対策，成人教育から予防接種まで，多くの利害関係者や他部局が関わるいろいろな政策がとられてきた。その効果を緻密な分析で実証した研究を一般向けに紹介した本も出ている[23]。

保健・医療政策担当省の枠を超え，環境や集団に介入する新しい試みも，海外では始まっている。例えば，ジャンクフードやソフトドリンクによる脂肪やカロリーの過剰摂取，問題飲酒，喫煙などが低所得層に多いことに着目して，脂肪税やソフトドリンク税，アルコールやタバコの最低価格引き上げなどが検討され，一部では実際に導入されている。その背景には，低所得層ほど課税による価格引き上げに敏感に反応することがある。食塩についても，摂取経路を分析してみると，加工食品由来のものが多いことがわかり，イギリスでは2003年に加工食品業者を巻き込んだ減塩政策が導入された[24]。

このような政策介入には，企業や社会からの反発も大きいため，そのインパクトについて事後評価が行われている。例えば，イギリスでは減塩政策の効果や経済評価も報告されている[25-27]。ソフトドリンク税についても，イギリスで20%課税した場合に，肥満が18万人，過体重の人が28.5万人減少すると推計され，所得水準による有意差は認められないという評価研究がある[28]。酒類の最低価格を引き上げる制度が導入された場合のシミュレーション研究などもみられる[29]。

日本でも，今後このような評価研究が必要になるだろう。

社会投資と積極的な社会政策

格差を縮小するような社会（保障）政策を拡充すると財源が必要になるので，社会にとっての重荷ととらえられがちであった。しかし，「新しい考え方」が登場しつつある。それは，「社会投資（social investment）」や「積極的な社会政策（active social policy）」である。

🔷 登場の背景

　先進国では，1970年代まで，失業手当や生活保護などの社会保障政策が拡充された。それが充実すると，低賃金の仕事に就いて得る所得よりも，職を得ることによって失う社会保障給付のほうが大きくなる。すると働く意欲が低下するというので,「貧困の罠」などと呼ばれた。失業率が高止まりすれば，国の財政にとって社会保障給付は確かに重荷になる。

　フリーターなど非正規雇用にしかつけなかったり，失業したりすると，潜在的能力を開発するチャンスを奪われる。その結果，乏しいスキル（技能・技術），差別，低所得，貧しい住居，ホームレス，犯罪多発，不健康，家庭の崩壊など一連の問題群に陥る。しかも，いったん社会関係から孤立し排除されてしまうと，これらの問題が集積し，悪循環を形成する。たとえば，貧困世帯の子どもは，よい教育を受けるチャンスが乏しく，機会の不平等は拡大する。問題が集積すると個別の社会政策では救済できず，不可逆的な状態になってしまう。これが「社会的排除」である[30]。

　一方で，経済のグローバリゼーションが進み，国と国の間でも競争力が問われるようになった。また，少子化が進んで，労働力不足の問題も起きてきた。これを克服するには，質が高い労働力がたくさん欲しい。つまり，失業者が多い社会とは，非効率的な社会であり，長期的にみると国の競争力にも悪影響を及ぼすということが気づかれたのである。そして，格差が小さい国のほうが，経済成長率が高いことがOECDによる実証分析でも確認された[31]。その理由は，低所得層の子どもへの投資不足によって能力の開発が十分になされなくなるからである。

🔷 社会投資

　とくに，子どもや青年層の教育・訓練機会を増やし就業能力を高めることは，貧困対策，社会的排除対策，そして健康格差社会への処方箋にもなる。それは，長期的には社会保障給付の効率を高め，国の競

争力向上など国民経済にも望ましく，労働力の確保は少子高齢化社会への対応にもなる。このような「弱者」の経済的生産能力を高める投資が，「社会投資」である。その特徴は，①経済政策と社会政策の再統合，②機会の平等，③労働市場への参加の重視である[32]。

　ブレアの後を引き継いだブラウン首相の表現を借りれば，社会政策にもよい（good）ものと悪い（bad）ものとがある。教育や育児や保健医療はよい社会政策であり，受け身の福祉にお金を費やすのは悪い社会政策である。ニューレイバーは，労働市場への参加が重視されすぎているという批判も受けつつ[32,33]，職業訓練を受けることを失業給付や母子家庭手当の条件とし，"Sure Start（確かなスタート）"と呼ばれる就学前教育の拡充や"Child Trust Fund（子ども信託基金）"をはじめとする一連の子どもや青年向けの施策を打ち出した。アメリカでも，貧困児童に濃厚な教育介入後に長期縦断追跡した学際的な研究成果に基づいて，最も効率のよい投資は，子どもへの投資であるとされている[34]。

◆積極的な社会政策

　OECDのレポート「積極的な社会政策」[35]も，社会投資と同じく，教育や就労を重視している。将来の経済成長のために所得格差拡大への対処の必要性を説き，社会的目標と経済的目標の両方を達成しようとする。子どもや青年向けの政策に加えて，障害者や高齢者の社会参加や介護政策，ほかの政策との協調や非政府組織の活用も提唱している。レポートの英語版には，12の国における実践例が紹介されている。残念ながらそのなかに日本は登場しない。

◆新しい社会政策の特徴

　「社会投資」と「積極的な社会政策」にみられる新しい社会（保障）政策の特徴を，従来のそれとの対比で強調すれば，次のようになる[32,33,35]。事後的で対症療法的であった従来型の社会保障に対し予防的である。受動的でなく積極的である。対象者を特定の弱者に絞り込

む選別主義的なものから,より普通の人たちをも対象とする普遍主義的なものにする。人生の後半(年金や医療・介護)の社会保障から,人生前半(育児や教育・職業訓練)を重視する社会保障にする。所得保障中心から,参加機会の保障中心にする。これらに加え,神野・宮本氏らも指摘するように[33],参加する先には,労働市場だけでなく,地域社会や政策過程も含まれるべきであろう。

　これらの考え方は,ライフコースを重視した貧困対策,教育政策,労働政策,コミュニティ政策など,「健康格差社会への処方箋」として本書で述べてきた社会政策群と見事に重なっている。健康格差対策だけなら政治や世論は動かないかもしれない。しかし,「将来の経済成長のため」「国の競争力強化のため」「少子化対策のため」「社会的目標と経済的目標の両方を達成するため」にもなるとなれば,社会が動く可能性を秘めている。

できることから始めよう

　ヨーロッパの国々における健康格差対策をまとめた Mackenbach[36]は,その最終章で,国による取り組みの差をもたらしているものが3つあると述べている。それは,①データと②研究と③政治的意志である。

　健康格差に関するデータと研究の蓄積だけで,健康によい社会政策が拡充されるとは考えにくい。つまり,データや研究は,十分条件ではない。「第3の道」や「評価と説明責任」「社会投資」「積極的な社会政策」などの新しい考え方(理念)と政治的意志が,日本社会にふさわしい形で,成熟することが必要であろう。

　一方,データと研究は,必要条件である。健康格差があると国民が気づくまで,政治的意志は生まれないからである。では,その必要条件を整えることができるのは誰であろうか。国民の各階層の健康状態,健康の社会的決定要因,ポピュレーション・アプローチ,政策評価などに関わるデータ蓄積と研究の担い手は,保健医療・公衆衛生専

門職をおいてほかにない。

　冒頭で述べた拙著[1)]出版後の10年余りに，健康格差や健康の社会的決定要因に対する研究者・専門職の間での認識は大きく前進した。学術集会で社会疫学や健康格差のセッションやシンポジウムがもたれるようになった。日本公衆衛生学会が委員会報告[37-40)]を出し，日本学術会議も提言[41)]を出した。私が主宰するJAGESにも若い世代の研究者が多数参加してくれるようになった。2016年度には日本小児科学会の理事長講演で子どもの貧困問題が取り上げられ，プライマリ・ケア連合学会に健康の社会的決定要因検討委員会が設置された。これらを通じて，研究によって健康格差が生まれるプロセスを解明し，それに基づき科学的根拠のあるポピュレーション・アプローチを練ることは，私たち研究者や専門職にできることである。

　また，私たち専門職には，健康格差社会の現状を明らかにして国民に知らせることができる。2016年には，女性読者が多い「通販生活」誌が健康格差を取り上げ，ビジネス誌「週刊東洋経済」が特集を組み，NHKスペシャル（9月19日）でも取り上げられた。社会的に困難を抱えている人たちの間に，健康問題が広がり，多くの人がそれに直面する厳しい現実が広がってきているからだ。子どもの貧困や非正規雇用，単身世帯の増加問題などを，このまま放置すれば，健康格差は拡大する。いずれ放置すべきでないという国民・世論は，大きくならざるをえないだろう。いろいろな政策の健康影響予測評価をして，健康に害を及ぼす危険な政策に警告を発すれば，国民は耳を傾けてくれるだろう。自殺対策基本法ができたように，国民世論の形成や政策判断に，専門職は少なからず貢献できるはずである。

　悲観的にみれば，ゴールは遠い。しかし，10年前との決定的な違いは，すでに「健康日本21（第2次）」の基本的方向として「健康格差の縮小」が政策目標として謳われていること，そして英米などで健康格差縮小の前例が生まれていることである。長期的視点で楽観的にみれば，日本でも「見える化」しマネジメントすればゴールに至るのは時間の問題である。「悲観主義は気分だが，楽観主義は意志である」

(アラン)。国民の健康を守る専門職として，意志をもって，できることから始めよう。

■文献
1) 近藤克則：健康格差社会―何が心と健康を蝕むのか．医学書院，2005．
2) Keynes JM：The General Theory of Employment, Interest and Money. Palgrave Macmilian, 1936/塩野谷祐一（訳）：〈ケインズ全集 7〉雇用・利子および貨幣の一般理論．p 386，東洋経済新報社，1983．
3) Piketty T：Le Capital au XXIe sièle. Seuil, 2013/山形浩生，守岡桜，森本正史（訳）：21 世紀の資本．みすず書房，2014．
4) 近藤克則：「医療費抑制の時代」を超えて―イギリスの医療・福祉政策．pp 1-319, 医学書院，2004．
5) 近藤克則：「医療クライシス」を超えて―イギリスと日本の医療・介護のゆくえ．医学書院，2012．
6) 近藤克則：ニューレイバーによる NHS 改革―New Public Management の新段階．医療・福祉マネジメント―福祉社会開発に向けて，pp 165-170, ミネルヴァ書房，2012．
7) Department of Health：Public Health Outcomes Framework 2013 to 2016：Equality Analysis. 2015.
https://www.gov.uk/government/uploads/system/uploads/attachment_data/file/216164/dh_132374.pdf（2016 年 9 月 26 日最終アクセス）
8) Department of Health：Independent inquiry into inequalities in health：Report（Chairman：Sir Donald Acheson）. pp 10-17, 32-119, The Stationary Office, London, 1998.
9) Department of Health：Reducing health inequalities：An action report. DoH, London, 1999.
10) Department of Health：Tackling Health Inequalities：Status Report on the Programme for Action. Department of Health, 2005.
11) The Marmot Review：Fair Society, Healthy Lives―Strategic Review of Health Inequalities in England Post 2010. 2010.
12) Department of Health：Tackling Health Inequalities：10 Years On―A review of developments in tackling health inequalities in England over the last 10 years. 2009.
13) Buck D, Maguire D：Inequalities in life expectancy. Changes over time and implications for policy. King's Fund, 2015.
http://www.kingsfund.org.uk/publications/inequalities-life-expectancy（2016 年 9 月 26 日最終アクセス）
14) Keppel KG, Pearcy JN, Wagener DK：Trends in Racial and Ethnic-Specific Rates for the Health Status Indicators：United States, 1990-98. Center for Disease Control and Prevention, 2002.
http://www.cdc.gov/nchs/data/statnt/statnt23.pdf（2016 年 9 月 26 日最終アクセス）
15) Centers for Disease Control and Prevention：CDC Health Disparities and Inequalities Report―United States, 2013. MMWR Surveill Summ 62（Suppl 3）：1-187, 2013.
16) Molla MT, Centers for Disease Control and Prevention：Expected years of life free of chronic condition-induced activity limitations―United States, 1999-2008. MMWR Surveill Summ 62（Suppl 3）：87-92, 2013.
17) Commission on Social Determinants of Health：Closing the gap in a generation：Health equity through action on the social determinants of health. World Health Organization, 2008.
http://whqlibdoc.who.int/publications/2008/9789241563703_eng.pdf（2016 年 9 月 26 日最終アクセス）

日本語訳：http://sdh.umin.jp/translated/2008_csdh.pdf（2016 年 9 月 26 日最終アクセス）
18）狩野恵美：健康の社会的決定要因と格差対策のための世界保健機関（WHO）による指標とヘルス・マネジメント・ツールの開発．医療と社会 24：21-34，2014．
19）Kemm J, Parry J, Palmer S, et al（eds）：Heath Impact Assessment：Concepts, Theory, Techniques, and Applications. Oxford University Press, 2004/藤野善久，松田晋哉（監訳）健康影響評価―概念・理論・方法および実施例．社会保険研究所，2008．
20）World Health Organization（WHO）：Health Impact Assessment. 2004. http://www.who.int/hia/en/（2016 年 9 月 26 日最終アクセス）
21）近藤克則：特集 NPM と社会政策 II ニューレイバーによる NHS 改革―New Public Management の新段階．社会政策研究 5：28-45，2005．
22）日本公衆衛生学会 公衆衛生モニタリング・レポート委員会：公衆衛生モニタリング・レポート 健康影響予測評価（Health Impact Assessment）の必要性と日本公衆衛生学会版ガイダンスの提案．日本公衆衛生雑誌 58：989-992，2011．
23）Stuckler D, Basu S：The Body Economic：Why Austerity Kills. Basic Books, 2013/橘明美，臼井美子（訳）：経済政策で人は死ぬか？：公衆衛生学から見た不況対策．草思社，2014．
24）Millett C, Laverty AA, Stylianou N, et al：Impacts of a national strategy to reduce population salt intake in England：serial cross sectional study. PloS One 7：e29836, 2012.
25）Bibbins-Domingo K, Chertow GM, Coxson PG, et al：Projected effect of dietary salt reductions on future cardiovascular disease. New Engl J Med 362：590-599, 2010.
26）Mason H, Shoaibi A, Ghandour R, et al：A cost effectiveness analysis of salt reduction policies to reduce coronary heart disease in four Eastern Mediterranean countries. PloS One 9：e84445, 2014.
27）Collins M, Mason H, O'Flaherty M, et al：An economic evaluation of salt reduction policies to reduce coronary heart disease in England：a policy modeling study. Value Health 17：517-524, 2014.
28）Briggs AD, Mytton OT, Kehlbacher A, et al：Overall and income specific effect on prevalence of overweight and obesity of 20% sugar sweetened drink tax in UK：econometric and comparative risk assessment modelling study. BMJ 347：f6189, 2013.
29）Holmes J, Meng Y, Meier PS, et al：Effects of minimum unit pricing for alcohol on different income and socioeconomic groups：a modelling study. Lancet 383：1655-1664, 2014.
30）近藤克則：社会的排除としての「健康格差」―実態・生成プロセスと対策．二木立（編）：福祉社会開発学―理論・政策・実際，pp 81-88，ミネルヴァ書房，2008．
31）OECD：In It Together：Why Less Inequality Benefits All. OECD Publishing, 2015.
32）Perkins D, Nelms L, Smyth P：Beyond neo-liberalism：the social investment state? Brotherhood of St. Laurence, 2004. http://www.bsl.org.au/pdfs/beyond_neoliberalism_social_investment_state.pdf（2016 年 9 月 26 日最終アクセス）
33）神野直彦，宮本太郎（編）：脱「格差社会」への戦略．岩波書店，2006．
34）Knudsen EI, Heckman JJ, Cameron JL, et al：Economic, neurobiological, and behavioral perspectives on building America's future workforce. Proc Natl Acad Sci U S A 103：10155-10162, 2006.
35）OECD：Extending Opportunities：How Active Social Policy Can Benefit Us All/日本語要約「機会拡大：積極的な社会政策は，いかに我々の役に立つか」．2005．
36）Mackenbach JP, Bakker M（eds）：Reducing Inequalities in Health：A European Perspective. Routledge, London, 2002.
37）日本公衆衛生学会 公衆衛生モニタリング・レポート委員会：非正規雇用の健康影響．日本公衆衛生雑誌 58：913-918，2011．
38）日本公衆衛生学会 公衆衛生モニタリング・レポート委員会：高齢者における健康の

社会格差．日本公衆衛生雑誌 58：564-568，2011．
39) 日本公衆衛生学会 公衆衛生モニタリング・レポート委員会：経済変動期の自殺対策のあり方について．日本公衆衛生雑誌 57：415-418，2010．
40) 日本公衆衛生学会 公衆衛生モニタリング・レポート委員会：子どもの健康と社会格差—低出生体重の健康影響．日本公衆衛生雑誌 57：212-215，2010．
41) 日本学術会議基礎医学委員会・健康・生活科学委員会合同パブリックヘルス科学分科会：わが国の健康の社会格差の現状理解とその改善に向けて．日本学術会議，2011．http://www.scj.go.jp/ja/info/kohyo/pdf/kohyo-21-t133-7.pdf（2016 年 9 月 26 日最終アクセス）

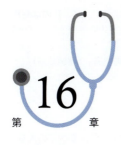

第16章 健康格差対策のための7原則

「健康格差の縮小」に向けて「どこから手をつければよいの？」「保健医療職に何ができるの？」と考える人が増えてきている。しかし，健康格差の縮小には，多くの社会的決定要因への長期的対策が必要であり，実際の取り組みに移すのは簡単ではない。最終章では，具体的な健康格差縮小のための対策を考えるときの「7原則」を紹介する。

「健康格差対策の7原則」とは何か

容認できない健康格差に関する科学的な知見（エビデンス）が蓄積されてきた。その一方で「エビデンスが蓄積されるだけでは現実は変わらない」「重要性はわかるが，異なる立場の多くの者の協働が必要な対策は難しい」という指摘がある。

似たような状況だったのが環境問題である。その対策が進む1つのきっかけになったのが，国連環境開発会議「リオ宣言」である。同宣言では，環境問題における「予防原則」〔人の健康や環境に重大かつ不可逆的な影響を及ぼす恐れがある場合，科学的に因果関係が十分証明されない状況でも，予防的方策（precautionary approach）が適用されなければならない〕などが謳われた。

それにならってまとめたのが「健康格差対策の7原則」[1]である（表16-1，図16-1）。【始める】ための原則として，第1原則「課題の共有」の必要性を，【考える】ための原則として，第2原則「配慮あ

表 16-1　健康格差対策の 7 原則　　　　　　　　　　　　（　）内は略称

【始める】ための原則

第 1 原則「健康格差を縮小するための理念・情報・課題の共有」（課題共有）
　日本にも是正・予防すべき健康格差がある。知って，シェアして，考えよう。

【考える】ための原則

第 2 原則「貧困層など社会的に不利な人々ほど配慮を強めつつ，すべての人を対象にした普遍的な取り組み」（配慮ある普遍的対策）
　バラマキではなく，逆差別でもない，最善の方法は？　困っている人ほど手厚く，でもみんなにアプローチ。

第 3 原則「胎児期からの生涯にわたる経験と世代に応じた対策」（ライフコース）
　不健康・貧困・排除は生まれる前から始まっている。胎児期から老年期までみて先手を打とう。

【動かす】ための原則

第 4 原則「長・中・短期の目標（ゴール）設定と根拠に基づくマネジメント」（PDCA）
　場当たり的では効果がみえない，説明できない。目標と計画，根拠をもって進めよう。

第 5 原則「国・地方自治体・コミュニティなどそれぞれの特性と関係の変化を理解した重層的な対策」（重層的対策）
　国・自治体・コミュニティ…それぞれ得意なことは違う。国・自治体・コミュニティの強みを生かそう。

第 6 原則「住民や NPO，企業，行政各部門など多様な担い手をつなげる」（縦割りを超える）
　縦割りはイノベーションの壁である。縦割りを超えて広げよう。

第 7 原則「まちづくりをめざす健康以外の他部門との協働」（コミュニティづくり）
　会社もお店も学校も巻き込んで。みんなでイキイキまちづくり。

〔医療科学研究所自主研究プロジェクト：健康格差対策の 7 原則，第 1 版，2015．http://www.iken.org/project/sdh/index.html（2016 年 9 月 26 日最終アクセス）〕

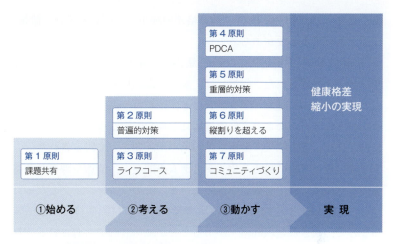

図 16-1　健康格差対策の 3 段階と 7 原則
〔医療科学研究所自主研究委員会：健康格差対策の 7 原則　第 1.1 版．2015．http://www.iken.org/project/sdh/index.html（2016 年 9 月 26 日最終アクセス）〕

る普遍的対策」と第 3 原則「ライフコース」の視点が求められることを指摘した。【動かす】ための原則として，第 4 原則「PDCA」，第 5 原則「重層的対策」，第 6 原則「縦割りを超える」，第 7 原則で「コミュニティづくり」の視点が重要であることを述べた。以下で，各原則について簡単に説明する。より詳しい解説は，同研究所のウェブサイト*でご覧いただきたい。

【始める】ための原則

◆第 1 原則：「健康格差を縮小するための理念・情報・課題の共有」（略称：課題共有）

対策には，保健医療政策担当者にとどまらず，住民，実践家，メディア関係者，研究者，他の政策担当者など，多様な人々が関わる必

＊http://www.iken.org/project/sdh/index.html

要がある。これら関係者が，「健康格差の縮小」に関わる理念，情報，課題を共有する必要がある。

「健康日本21（第2次）」で「健康格差の縮小」が基本的方向（理念）として掲げられた。対策には，まず「健康格差」の実態解明が不可欠である。国民健康・栄養調査など，国が行う調査でも社会経済階層間の比較分析がなされ，低所得層に喫煙や肥満が多いという情報が公表された。その結果，健康格差の縮小が課題として設定された。

地域包括ケアの「見える化」システムの開発を，情報や課題の共有を図るために，厚生労働省が進めている。そのプロトタイプとなったJAGES HEART（第14章）の地域診断で，市町村間や日常生活圏域間などで，大きな地域間格差があることが関係者間で共有されると対策が始まる。そんな経験が報告されている[2-6]。

健康格差対策を【始める】には，まずは理念・情報・課題を，関係者間で共有する必要がある。

【考える】ための原則

◆第2原則：「貧困層など社会的に不利な人々ほど配慮を強めつつ，すべての人を対象にした普遍的な取り組み」（略称：配慮ある普遍的対策）

健康格差対策の考え方には，「社会的に不利な（ハイリスク）グループのみを対象にする方法」と，「（ポピュレーション）全員を対象とする方法」の2つがある（第13章）。それぞれに限界があるので，両方を組み合わせる必要がある。

社会的に不利な状況に置かれた「ハイリスク」や「弱者」グループを選別して対策すれば，健康状態の「底上げ」が達成され，健康格差は縮小しそうに思える。しかし，この方法には3つの限界がある。第1に，健康状態は，社会経済状況などのある境目（閾値）から下で突然悪化するわけでなく，上位＞中位＞下位層と徐々に悪化する。そのため閾値の設定は難しく，閾値以下の下位層のみを対象として成果を

あげても，中位層の健康状態は上位層より低く留まる。第2に，対象となる集団へのスティグマ（否定的な刻印）や差別を助長する恐れがある。第3に，生活状況の変化によって対象になったり，ならなかったりすると，対象となる下位層に留まろうとする人を生み出してしまう。

一方，ポピュレーション（人口集団）全体を対象とする普遍的な対策では，上述の3つの課題は克服できる。しかし，一律の支援では，社会経済的な状況のよい人ほど支援を利用し，社会的に不利な人ほど利用しないことがありうる。そうすると，意図に反して健康格差を助長させてしまう可能性もある。

したがって，2つの方法を組み合わせ，社会的に不利な層に配慮し，より厚い支援をしつつ，全体を対象とする「配慮ある普遍的対策」が必要となる（図16-2）。同時に，どのような人たちに施策が及び，効果が出たのか検証が必要である。

例えば，対象者を選別しない1次予防事業への参加者を増やしたほうが，選別した者だけを対象にする2次予防事業よりも，かえって多くの2次予防対象者が参加することが確認された愛知県武豊町[7]の事例（第14章）がある。海外では，低所得層が多い地域には生鮮食料品を扱う店自体が少ないことから，小売業への補助金も使って健康によい食料品を手に入れやすいまちづくりを進めたニューヨーク市の例がある[8]。

▶第3原則：「胎児期からの生涯にわたる経験と世代に応じた対策」（略称：ライフコース）

健康格差には，胎児期から子ども，青年，壮年，老年期までの生涯にわたる経験（ライフコース）や各世代（ライフステージ）における特有の要因が影響している（第1章）。

例えば，就学前教育の欠落が，学力低下や高校中退，10代の妊娠，喫煙・飲酒などにつながる。子ども時代の経験が成人期の生活習慣や親世代から子世代への貧困・虐待の連鎖を招く。教育を受けられない

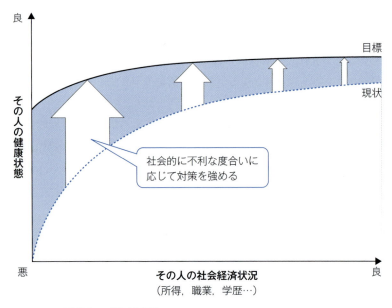

図 16-2　配慮ある普遍的対策
〔医療科学研究所自主研究委員会：健康格差対策の 7 原則　第 1.1 版．2015．http://www.iken.org/project/sdh/index.html（2016 年 9 月 26 日最終アクセス）〕

人ほど非正規雇用になりやすく，高齢期の低所得の原因となる。それぞれのライフステージでの経験や要因の影響が，ライフコースを通じて蓄積されることで，健康格差は拡大する。

それを防ぐ対策には，より前のライフステージに着目したライフコースの視点が必要である。とりわけ早期の段階である乳幼児期から就学前の母子を取り巻く環境条件・体験の質を高めることが重要である。具体例としては，愛知県豊田市の乳児健診[9]や埼玉県朝霞市のぐらんぱ育児支援事業[10]，静岡県小山町での食育[11]などの取り組みなどがある。

⚖️ 【動かす】ための原則

◆第4原則:「長・中・短期の目標（ゴール）設定と根拠に基づくマネジメント」（略称：PDCA）

健康格差対策には長期的な対策が必要だが，短期的にも成果があがらなければ継続できない。長・中・短期のゴール設定と，根拠に基づき計画→実行→評価→改善のPDCAサイクルを回すマネジメントが重要である。

ライフコースの影響を考えると，数十年にわたる対策が不可欠だが，その継続や財源確保には，取り組みの方法や成果，費用対効果などに関する科学的な根拠が必要となる。

例えば，男性の平均寿命が日本一から転落した沖縄県[12]では，中高年男性の生活習慣などが問題との分析に基づき，2040年を目指した長期的目標を立てた。武豊町[7]では，サロンによる長期効果が出る前に，短期的に社会参加の増加がみられることを中間評価で確認しながら進め，5年後に要介護認定率の抑制効果の検証にいたった[13]。海外では，食塩の摂取経路として加工食品由来のものが多いことを根拠に，加工食品業者を巻き込んだ減塩政策を導入し，その費用対効果まで検証したイギリスの例などがある[14]。アメリカでも，第15章（p.223）で述べたように白人と黒人の平均寿命の差が10年間で縮まったことが確認されている[15]。

このように長期目標を掲げ，根拠に基づき短期的にも効果があがる対策を考え，その効果を検証し，やり方を改善するPDCAサイクルを回し続けることが重要である。

◆第5原則:「国・地方自治体・コミュニティなどそれぞれの特性と関係の変化を理解した重層的な対策」（重層的対策）

国（マクロ），地方自治体（メゾ），住民活動（ミクロ）など，レベルによって，得意なことと苦手なことがある。健康格差対策においては，国の政策も，地方自治体や地域・職域などのコミュニティ，住民

による草の根の取り組みも必要で，多様なレベルにおける重層的な対策が組み合わされる必要がある。

　法律を根拠にした国の施策は強制力が強く，全国どこでも一律という優れた側面をもつ。一方で，法的に根拠がないことはできず，柔軟性と迅速性に欠ける。一方，地方自治体は，住民との距離が近く，独自の対策が可能な半面，自治体の枠を超えることはできない。NPOや地域住民による活動は自治体の枠に縛られず，公平性が担保される必要がないため，迅速に柔軟なサービス提供が可能である。しかし，同時に，財政基盤が弱く，国・自治体などからの支援が得られないと継続は困難で活動の質の維持が難しい。

　それぞれのレベルに，それぞれの強みと弱みがあるので，組み合わせることで，より大きな力を発揮する。例えば，住民ボランティアによる取り組みが，町の総合計画へのサロンの数値目標の明記につながり，町の事業として位置づけられたことで，住民が安心して参加しやすくなった武豊町[7]や，市民の活動が行政区を動かし，それが市全体に広がった新潟市[16]，保健所と市町村とが協働した和歌山県の事例[17]などがある。異なる市町村での経験を，互いに交流できる機会を作ったり紹介したりしやすいのは，より上のレベルに位置する都道府県や国レベルだろう。

　このように異なるレベルの取り組みを相補的に組み合わせることが重要である。

▶第6原則：「住民やNPO，企業，行政各部門など多様な担い手をつなげる」（略称：縦割りを超える）

　健康格差対策では，2つの縦割り，つまり①住民と住民活動・NPO，メディア，社会的企業家や企業，専門・研究職や行政職などの異なるセクター間，および②行政内の各部門間を超え，多様な担い手がつながることが必要である。そのために，ビジョンと情熱をもった市民活動家，行政職，専門職などがつなぎ役となり，健康なまちづくりをめざすことが重要である。

健康格差は既存の社会構造・環境などによって生み出されているため，前例踏襲では縮小には向かわない。何らかの社会革新（イノベーション）を必要とする。今までにないものを生み出し普及するには，コーディネーター（つなぎ役）が中心となり，今まで一緒に仕事をしていなかったが健康なまちづくりという共通の問題意識と情熱をもつ人たちをつないでネットワークをつくり，情報を共有し知恵を出し合い，革新的なビジョンや取り組みのモデルをつくり出す必要がある。

例えば，市民やNPOも行政や研究者と接しメディアに取り上げられ評価されることで，自分たちのやってきたことの意味を確信し，自分たちにしかできないことに自信をもつ。行政が財源を確保し，民間が知恵と人手を出し，研究者やメディアが評価するという流れである。保健補導員や健康づくりサポーターなどいろいろな呼称で呼ばれている住民ボランティアや，NPO団体，専門職・業界団体などが連携して，健康なまちづくりをめざす担い手となっている例は多い。

行政内部の現状では，保健部門と福祉部門間，あるいは保健部門のなかでさえ介護予防と特定健診・保健指導，母子，メンタルヘルス・自殺対策などの間で，担当業務が異なるとして協働がなされていないところがある。一方，取り組みが進んでいるところでは，縦割りを超えている例が多い。

縦割りを超えるためには，セクター間でも，行政組織内部でも，個人的ネットワークを元に，セクター・部門横断的な組織づくりへと向かうことで，革新を創出し普及をしやすくなる。

◆第7原則：「まちづくりをめざす健康以外の他部門との協働」
（略称：コミュニティづくり）

独居高齢者支援などの福祉，学校・生涯教育，歩きたくなるまちづくり，企業・産業振興，就労支援，地方創生など健康を主目的としない取り組みが，健康に大きく影響している。これらのコミュニティや社会，まちづくりを目指す人たちとの協働が，結果として健康格差の縮小につながる機会をとらえることが重要である。

市場を通じ「葉っぱビジネス」に高齢者が取り組めるようにした徳島県上勝町[18]，保育園や小学校，さらには飲食店や市場まで巻き込んで進められている東京都足立区のベジタベ（野菜摂取）の取り組みなどもある[19]。

健康を主目的としない（厚生労働省以外の）省庁によるものにも，例えば，国土交通省の「健康・医療福祉のためのまちづくり推進ガイドライン」，スポーツ庁の「スポーツ基本法」，内閣府が所轄していた「自殺対策基本法」や「子どもの貧困対策の推進に関する法律」などがある。これらは健康格差の縮小を目指しているわけではないが，これらの担当部門との協働は有効と期待できる。

その際に，健康を前面に出すと，他部門の協力を得られにくいことがある。共通の目的であるイキイキとしたコミュニティ・社会づくりに着目し，相手とこちらの双方の目的にかない，どちらもが勝者となるウィン-ウィン（Win-Win）の関係を模索することが大事である。

⚖ おわりに

この7原則は，健康格差対策を始めるときや今の取り組みに足りないものを考えるときに，参考にしてもらうためにつくったものである。例えば，本章で紹介した事例は第6原則を具体化した事例が多いことから，今後は，それ以外の原則に関する取り組みの実施や先駆例の収集・蓄積が必要だと分析に使える。この7原則が健康格差の縮小を願い，対策に取り組む関係者の論議と協働，そしてソーシャル・キャピタルの涵養を促すことを期待している。

■文献
1) 医療科学研究所自主研究委員会：健康格差対策の7原則　第1.1版．2015．http://www.iken.org/project/sdh/index.html（2016年9月26日最終アクセス）
2) 森山雄，近藤克則：事例集　新しい健康日本21へのヒント―介護予防による地域づくりに地域診断システムを活用：島根県における市町村支援の取り組み．保健師ジャーナル 71：334-339．2015．
3) 中村廣隆，小嶋雅代，村田千代栄：住民主体介護予防に向けた取り組み：地域課題の共有するワークショップを通じて．東海公衆衛生雑誌 4：55-59，2016．

4) 山谷麻由美，近藤克則，近藤尚己，ほか：長崎県松浦市における地域診断支援ツールを活用した高齢者サロンの展開—JAGES プロジェクト．日本公衆衛生雑誌 63：578-585，2016．
5) 芦田登代，近藤尚己，近藤克則：介護予防の優先順位づけのためのデータ可視化ツールの開発．厚生の指標 63：1-7，2016．
6) 山谷麻由美，荒木典子，近藤克則：事例集 新しい健康日本 21 へのヒント—地域診断を起点とした地域住民や関係機関との協働のまちづくり：介護予防 Web アトラスを活用した松浦市の試み．保健師ジャーナル 70：812-816，2014．
7) 小林美紀：事例集 新しい健康日本 21 へのヒント—楽しく・無理なく・介護予防：地域と協働で進める「憩いのサロン」．保健師ジャーナル 69：386-392，2013．
8) New York City：Food Retail Expansion to Support Health（FRESH）．2016．http://www.nycedc.com/program/food-retail-expansion-support-health-fresh（2016 年 9 月 26 日最終アクセス）
9) 伊澤裕子，山崎嘉久：事例集 新しい健康日本 21 のヒント—子育て不安を超早期から支援：豊田市の母子保健事業の取り組みについて．保健師ジャーナル 70：608-613，2014．
10) 望月三枝子，佐甲文子，藤原佳典：事例集 新しい健康日本 21 へのヒント—シニア男性の潜在力を生かした地域活動：朝霞市の"ぐらんぱ"育児支援事業．保健師ジャーナル 71：612-619，2015．
11) 米山民恵，稲葉陽二：事例集 新しい健康日本 21 のヒント—食育はまちづくり：小山町「レッツ 5 食育プラン」の計画づくりから評価までの視点．保健師ジャーナル 69：638-645，2013．
12) 糸数公，尾島俊之：事例集 新しい健康日本 21 へのヒント—2040 年をめざす社会環境整備と関係機関の連携：沖縄県における健康日本 21（第 2 次）の取り組み．保健師ジャーナル 71：422-429，2015．
13) Hikichi H, Kondo N, Kondo K, et al：Effect of community intervention program promoting social interactions on functional disability prevention for older adults：propensity score matching and instrumental variable analyses, JAGES Taketoyo study. J Epidemiol Community Health 69：905-910, 2015.
14) Collins M, Mason H, O'Flaherty M, et al：An economic evaluation of salt reduction policies to reduce coronary heart disease in England：a policy modeling study. Value Health：17：517-524, 2014.
15) Molla MT, Centers for Disease Control and Prevention：Expected years of life free of chronic condition-induced activity limitations-United States, 1999-2008. MMWR 62 (Suppl 3)：87-92, 2013.
16) 篠田邦彦，木場静子，石川玲子，ほか：事例集 新しい健康日本 21 へのヒント—介護予防運動教室とウオーキング教室を契機としたソーシャル・キャピタル形成：市民の行動変容が行政を動かし，まちづくりにつながる．保健師ジャーナル 70：514-521，2014．
17) 野尻孝子，山本紀美代，尾島俊之：事例集 新しい健康日本 21 へのヒント—保健所と市町村が協働で推進する圏域健康増進計画「健康日高 21」：和歌山県御坊保健医療圏における 13 年間の取り組み．保健師ジャーナル 69：720-726，2013．
18) 稲葉陽二：事例集 新しい健康日本 21 へのヒント—高齢者の社会参加で医療費低減：徳島県上勝町のケース．保健師ジャーナル 69：462-466，2013．
19) 馬場優子，近藤克則：事例集 新しい健康日本 21 へのヒント—あだちベジタベライフ〜そうだ，野菜を食べよう：「健康格差対策の 7 原則」を活用した東京都足立区の取り組み．保健師ジャーナル 72：586-594，2016．

あとがき

　前拙著『健康格差社会―何が心と健康を蝕むのか』（医学書院，2005年）を出版してから早くも12年が経った。同書の元になった連載の原稿を書いていた2003〜2004年当時は，日本は世界でも格差の小さな平等な国だと，まだ信じている人が多かった。格差は経済活力の源で，政府は小さいほうがよいという声が大きく，小泉首相（当時）が「格差のない社会はない」などと国会で発言していた。また2000年に始まった国民健康づくり10か年戦略「健康日本21」や介護予防において，生活習慣改善やハイリスク・アプローチが熱心に論議されていた時期だった。

　しかし，私たちが2003年にAGES（Aichi Gerontological Evaluation Study；愛知老年学的評価研究）プロジェクトで調べてみると，日本の高齢者にも，最大で約7倍の健康格差が社会階層間にみられることが明らかになった。しかも，状況からすると，それらは今後拡大すると危惧された。また「健康の社会的決定要因」を考慮しない予防政策がうまくいくとは，とても思えなかった。

　海外でのhealth inequalities（健康の不平等）研究の存在は，一部の研究者しか知らない状況だったから，「健康格差」という日本語も使われていなかった。健康格差を生み出している社会に対する「早期警告」にふさわしいタイトルをと悩んだすえ，『健康格差社会』を書名とする前拙著をまとめた。そのなかでは，生活習慣病対策や介護予防は「今までの取り組みだけでは期待したほどにはうまくいかないことが明らかになり，戦略を見直すときがいずれ来る」（p.18）と書いた。

　前拙著の出版後，一部の人たちは「重要な問題だ」と励ましてくれ，社会政策学会からは学会賞（奨励賞）をいただいた。一方で，「不健康な人がよい仕事に就けない結果にすぎない逆の因果ではない

か」とか,「格差をなくせば,経済成長しなくなる」「それが事実なら,私たち経済学者が前提としている条件が崩れてしまう」などと意見されたこともある。良心的な研究者からも「重要な問題だが解消するのは困難でしょう」という感想や「どんな対策がありうるのか」という質問もいただいた。

そのような意見や疑問に,日本の実証的なデータや事例など十分な根拠をもって答えられるようになるには,10年はかかると思われた。せめて海外の取り組みや先行研究を踏まえ,歴史的,理論的視点から答えを探りたいと,2006〜2007年にかけて「保健師ジャーナル」誌に連載させていただいたのが「『健康格差社会』への処方箋」であった。連載が終わって,すぐにでも書籍にまとめたいという思いはあったが,実証的なデータや具体例を蓄積し補強してからと思い書籍化は見送った。代わりに,『検証「健康格差社会」―介護予防に向けた社会疫学的大規模調査』(編著,医学書院,2007年)で実態を知らせ,社会として対応すべき問題であることを一般の方にも知っていただきたいと,新書『「健康格差社会」を生き抜く』(朝日新聞出版,2010年)や,専門職向けの『健康の社会的決定要因―疾患・状態別「健康格差」レビュー』(編著,日本公衆衛生協会,2013年)などの出版を優先した。

前拙著(2005年)出版後の12年間に,健康格差を巡る状況は,当時の私の想像を超えて大きく変わった。非正規雇用の拡大がいっそう進み,リーマンショック(2008年)による100年に1度といわれた経済危機,子どもをはじめとする貧困の拡大など,多くの人が「行き過ぎた社会経済格差の拡大は問題だ」と感じるほどに深刻化し,2016年にはNHKスペシャルで「健康格差」が取り上げられるほどになった。前拙著(p.169)に「おそらく今は社会疫学の黎明期」と記したが,その後海外で,少し遅れて国内でも社会疫学研究の隆盛が起きた。

それらの変化を受けて,まずは学界や現場が反応してくれた。前拙著を読んだ若手研究者が共同研究に参加してくれた。科学研究費補助金をはじめとする公的研究費をいただいて,2010年以降は日本全国30超の市町村の高齢者10万人超に対象を広げJAGES(Japan Gerontological Evaluation Study；日本老年学的評価研究）プロジェクトへと展開することができた。

　WHOが2009年の総会決議で「健康の社会的決定要因」を考慮した健康政策の必要性を謳った頃から風向きは変わった。日本公衆衛生学会（2010～2011年），日本学術会議（2011年）も提言を出した。そして，2012年に発表された「健康日本21（第2次）」（2013～2022年）では，その基本的方向として「健康格差の縮小」が掲げられ，そのために「社会環境の質の向上」をめざすことが明示された。介護予防についても，2015年度以降，二次予防偏重から地域づくりによる一次予防を強化する方向へと戦略が見直された。

　これらに応じて，私やJAGESプロジェクトが取り組む課題の重点も変わってきた。前拙著（2005, 2007, 2010年）は，健康格差の実態を明らかにし，それが社会問題であり政府や社会として取り組むべき課題であると早期警告することに主眼があった。それが政策目標に掲げられる段階に至れば，「では，どうすればよいのか」を提示しなければならない。そのために追跡（縦断）データを活かして健康格差が生成される多面的なプロセスの解明と，そのなかで介入可能な要因を探る研究に取り組んできた。そして本書で紹介したように，対策案を形にし，その効果を検証し，さらにそれを全国に広げるための政策マネジメント支援システムの開発にも取り組んでいる。

　数年程度の取り組みで目に見える効果が上がるほど健康格差対策は簡単ではない。しかし，イギリスやアメリカなどに格差縮小の先例が生まれてきているように，不可能でもない。大きすぎる格差は経済成長を阻害するというOECD報告も出て，他国は貧困対策を強めている。そんな最新情報やJAGESプロジェクトの研究成果で前記の連載を補強し，まとめ直して本書は生まれた。

　本書ができるまでに，本当に多くの幸運な出会いに恵まれ，多くの方々のお世話になった。JAGESプロジェクトに参加し本書に引用した研究に協力してくれた数十人に上る研究者仲間，特にコアメンバー

である尾島俊之，相田潤，近藤尚己，斉藤雅茂，そしてハーバード大学の Ichiro Kawachi ならびに S.V. Subramanian 両教授，さらに事務局を支えてくれた平井寛，花岡智恵，鄭丞媛，埴淵知哉，伊藤美智予，伊藤大介，三澤仁平，鈴木佳代，引地博之，岡田栄作，佐々木由理，辻大士，亀田義人，宮國康弘，長嶺由衣子，田中あき子，横関真奈美，清水綾子，小松巧ら，さらには竹田徳則，林尊弘をはじめとする多くの院生の献身的な協力なしには，同プロジェクトはここまで展開できなかった。

　2003 年調査から 5 回に及ぶ，今では 30 万人規模となった JAGES プロジェクトは，前拙著に記した以降，下記の多くの公的研究費の助成をいただくことで初めて可能となった。記して感謝したい。JSPS 科研費（18390200, 22330172, 22390400, 23243070, 23590786, 23790710, 24390469, 24530698, 24683018, 25253052, 25870573, 25870881），厚生労働科学研究費補助金（H22-長寿-指定-008, H24-循環器等［生習］-一般-007, H24-地球規模-一般-009, H24-長寿-若手-009, H25-健危-若手-015, H26-医療-指定-003［復興］, H25-長寿-一般-003, H26-長寿-一般-006, H28-長寿-一般-002），国立長寿医療研究センター長寿医療研究開発費（24-17, 24-23），日本医療研究開発機構（AMED）。

　格差問題に正面から取り組むことができたのは，日本福祉大学に在籍し，二木立先生をはじめとする社会科学系の研究者との議論と，私立大学戦略的研究基盤形成支援事業をはじめとする研究助成に恵まれたおかげである。第 16 章の「健康格差対策の 7 原則」は公益財団法人医療科学研究所での研究成果である。一緒に取り組んだ橋本英樹，尾島俊之，近藤尚己，小塩隆士，稲葉陽二，石川善樹，金光淳，村上慎司との論議は充実したものであった。根気強く励ましてくれた医学書院の伊藤恵さん，増江二郎さん，野中良美さんに感謝します。すべての方のお名前を記すことはできないが，お世話になったすべての方に深謝します。

2016 年 12 月

近藤克則

索引

和　文

あ行

愛知老年学的評価研究　2
アスベスト　76
アルマ・アタ宣言　62
安全で健康な職場　124, 132

イギリスの「第3の道」　219
遺伝　39
医療保障政策　168

うつ　153

エコチル調査　24
エンパワメント　62
塩分摂取　185

遅ればせの教訓　75
おこぼれ効果　89
オタワ憲章　139

か行

介護予防　182
過労死　27
過労自殺　27, 129
環境　39
環境介入型のポピュレーション・アプローチ　194
環境犯罪学　46

教育歴　110

経済協力開発機構　23

ケインズ　217
減塩　185
健康
　―― な学校　124, 133
　―― な環境　139
　―― の生物・心理・社会モデル
　　　　　　　　　　4, 108, 177
　―― の定義　61
　―― の不平等　94
健康・医療・福祉のまちづくりの推進ガイドライン　143
健康影響予測評価　224
健康開発　139
健康格差対策の7原則　233
健康格差とは　1
健康経営　126
健康資本　21
「健康都市」プログラム　137, 139
健康日本21
　――（第1次）　53, 176
　――（第2次）　94, 149, 191
健康の社会的決定要因　52
　―― に関する委員会　64, 95, 223
建造環境　137, 138

高血圧　67
合成の誤謬　90
交通事故　141
交通政策　140
行動経済学　83
高齢者うつ尺度　153
高齢者に優しいまち　137, 143
国際連合人間居住計画　137
国際労働機関　123
個人主義的誤謬　210

子ども食堂　133
子どもの健康と環境に関する全国調査　24
子どもの貧困　117
コホート研究　19, 110, 175

さ行

最終提案ゲーム　83
最低賃金　172
殺人　44, 81

自殺　43
失業率　43
ジニ係数　86, 88, 160, 175
社会生物学　39
社会対話　131
社会的処方　119
社会的排除　172, 226
社会投資　225, 227
社会保険　86
社会保障制度　79, 86
修飾メカニズム　35
受診抑制　169, 170
出生時体重　16
趣味の会　153, 156
職業性ストレス　28, 129, 185
食の砂漠　135, 143
所得の再分配　175
所得保障　175
進化論　59

スティグリッツ　89
ストレスチェック（制度）　26, 130
スポーツ組織　155

成果主義　33
生活習慣病　23, 53
生態学的疫学　13
生態学的誤謬　210
生物・心理・社会モデル　4, 108, 177
セーフティネット　87
世界保健機関　52　→ WHOも見よ
積極的な社会政策　225, 227

説明責任　221
セン　85

相対所得仮説　175
相対的貧困率　117
ソーシャル・キャピタルの定義　151

た行

武豊プロジェクト　195
橘木俊詔　88

地動説　54
長時間労働　26, 127

転倒　154

特定健診・保健指導　182
都市における健康の公平性評価・対応ツール　137, 203, 223
努力-報酬不均衡モデル　32

な行

ニート　171
日本老年学的評価研究　15
妊娠中の栄養状態　16
認知行動療法　35, 118

は行

媒介メカニズム　35
ハイリスク・アプローチ　108, 178, 182
　――が功を奏する4条件　183
パットナム　151, 162
犯罪　44

東日本大震災　149
ピケティ　80, 218
久山町研究　69
非正規雇用（者）　31, 172
肥満　46, 134
　――対策　108
病因モデル　20, 24
ビルトイン・スタビライザー　88
貧困児童対策　117

不安定雇用　31
フードデザート　135, 143
フラミンガム研究　68
フリーター　31, 171

ヘルシーランチ　125
ヘルスプロモーション　103

放射線　76
母乳栄養の期間　16
ポピュレーション・アプローチ
　　　　　　　108, 178, 188
ホワイトホール研究　28

ま行

「見える化」システム　204
水俣病　72

無縁社会　149

メタボリック・シンドローム
　　　　　　　　　30, 126
　──　対策　108

モノアミン酸化酵素 A 遺伝子　45

や行

要求-コントロールモデル　28
予防原則　233

ら行

ライフコース　237
ライフコース・アプローチ　12
ライフコース疫学　12
ライフステージ　237
ランド調査研究　170

利己的な遺伝子　40
臨界期　19

レイト・レッスン　75
錬金術　54

労働災害　131
ロールズ　84

わ行

ワーキングプア　31, 166
ワークシェアリング　174

数字・欧文

21 世紀出生児縦断調査　24

accountability　221
active social policy　225
Age Friendly Cities　137
AGES：Aichi Gerontological Evaluation Study　2, 187

bio-psycho-social model　4
built environment　137

critical period　19

demand-control モデル　28

eco-epidemiology　13
effort-reward imbalance　32

Framingham 研究　68

GDS　153
Gini 係数　→　ジニ係数を見よ

Health 21　99
health capital　21
health development　139
health gap/disparity　94
Healthy Cities　124
Healthy People 2000　222
Healthy School　124
healthy settings　139
HIA：Health Impact Assessment　224

ILO　123

ILO憲章　132
inequality in health　94

JACC Study　111
JAGES：Japan Gerontological Evaluation Study　15, 152
JAGES 2013　203
JAGES HEART：JAGES Health Equity Assessment and Response Tool
　　　　　　　　　　　　195, 202

Late Lessons　75

Mackenbach　228
MAOA遺伝子　45

NEET：Not in Education, Employment or Training　171

OECD　23

PDCAサイクル　212, 239
PISA：Programme for International Student Assessment　112

Rose　188

Safe and Healthy Workplaces　124
social determinants of health　52, 94
social dialogue　131
social investment　225
social prescribing　119

trickle down効果　89

UHC：universal health coverage　171
UN-HABITAT　137, 140
Urban HEART：Urban Health Equity Assessment and Response Tool
　　　　　　　　　　　137, 203, 223

Whitehall　28
WHO　52
──総会決議　52, 64, 95
──の健康政策　61
WHO憲章　61
WSCC（The Whole School, Whole Community, Whole Child）モデル
　　　　　　　　　　　　　　134